Bettina und Hans-Ulrich Wilms

Meine Angst – eine Krankheit?

Bettina und Hans-Ulrich Wilms

Meine Angst – eine Krankheit?

BALANCE ratgeber

Bettina und Hans-Ulrich Wilms:
Meine Angst – eine Krankheit?
1. Auflage 2008
ISBN 978-3-86739-032-3

Bei Medikamenten, die in diesem Buch ohne besondere Kennzeichnung aufgeführt sind, kann es sich um gesetzlich geschützte Warenzeichen handeln, die nicht ohne Weiteres benutzt werden dürfen.

Die Deutsche Nationalbibliothek verzeichnet diese Publikation in der Deutschen Nationalbibliografie; detaillierte bibliografische Daten sind im Internet über http://dnb.d-nb.de abrufbar.

Umschlagkonzeption: p.o.l. kommunikation design, Köln,
unter Verwendung eines Bildes von Theo Gerhards,
Landschaftsverband Rheinland
Typografiekonzept: Iga Bielejec, Nierstein
Satz: BALANCE buch + medien verlag, Bonn
Gesetzt aus der Sabon in den HKS-Farbtönen 40 und 90
Druck und Bindung: CPI – Clausen & Bosse, Leck
Zum Schutz von Umwelt und Ressourcen wurde für dieses Buch
FSC-zertifiziertes Papier verwendet:

FSC
Mix
Produktgruppe aus vorbildlich bewirtschafteten Wäldern und anderen kontrollierten Herkünften
www.fsc.org Zert.-Nr. GFA-COC-1223
© 1996 Forest Stewardship Council

Vermutlich haben Sie gute Gründe, sich dieses Buch zu kaufen: Vielleicht suchen Sie selbst Rat in Bezug auf eigene Beschwerden, vielleicht klagt ein Mitglied Ihrer Familie über Ängste oder in Ihrem Bekanntenkreis ist dies ein Problem für eine Person, die Ihnen aus irgendwelchen Gründen am Herzen liegt. Und bestimmt gibt es den einen oder anderen, der dieses Buch noch aus ganz anderen Motiven heraus liest.

Bei so verschiedenen Wünschen an dieses Buch – wir nennen das gerne Aufträge – ist es uns wichtig, zunächst klarzustellen, wozu die hier zusammengefassten Informationen gut sein können, und was Sie nicht erwarten sollten.

Ein Buch wie dieses kann Ihnen die Möglichkeit geben, sich mit dem Gefühl »Angst« auf eine andere Weise vertraut zu machen, als Ihnen dies bisher vielleicht möglich war. Vor allem geht es darum, das, was in einer Person vorgeht, die unter Ängsten leidet, zu verstehen. Wenn wir Dinge oder Vorgänge erklären können, erleben wir sie meist als weniger bedrohlich – dies ist mit Gefühlen ähnlich. Eine Hoffnung dieses Buches wäre also, die Entstehung, die Funktion und die Bewältigungsmöglichkeiten von Angstgefühlen darzustellen und ihre Bedrohlichkeit damit ein wenig abzumildern. Im besten Fall würde dieses Buch der Wahrnehmung, dem Gefühl Angst ausgeliefert zu sein, entgegenwirken.

Da wir von einem Begriff der »Angst« ausgehen, wie er im allgemeinen Sprachgebrauch verwendet wird, kommen viele verschiedene Aspekte dieses Begriffs zur Sprache und nicht nur solche, die mit einer Angsterkrankung in Zusammenhang zu bringen sind. Sollten Sie durch die Lektüre feststellen, dass die

Angst Ihren Alltag so sehr beeinträchtigt, dass Sie etwas dagegen unternehmen wollen, so haben Sie am Ende eine Vorstellung davon, was Sie tun können, wenn Ihre Angst auftritt, und welche Ansprechpartner und Anlaufstellen Ihnen – und vielleicht auch Ihren Angehörigen – weiterhelfen können.

Über eines sollten Sie sich jedoch im Klaren sein: Das Lesen dieses Buches wird Ihre Angst nicht zum Verschwinden bringen! Auch wir wünschen uns, Betroffene schnell und sofort von ihrem Leid zu befreien, dennoch haben wir in vielen Jahren der Arbeit mit Angstpatienten erfahren müssen, dass eine »Heilung im Handumdrehen« kein realistisches Ziel ist. Manchmal führen bereits Informationen, wie sie in diesem Buch zu finden sind, zu einer deutlichen Besserung der Situation, weil eben gerade die Möglichkeit, sich Vorgänge erklären zu können, bei Ängsten zu deutlich mehr Sicherheit im Erleben führen kann. Weg ist die Angst damit aber noch nicht. Anders herum gesagt: Wenn es so einfach wäre, dass Sie nur ein Buch lesen müssten, um Ihre Ängste zu verlieren, hätten Sie diese bestimmt nicht schon so lange und nicht so viele Menschen würden regelmäßig Ärzte und Psychologen aufsuchen müssen.

Genauso wenig kann ein Ratgeber Therapiestrategien für den Einzelfall bereithalten. Es kann sehr wohl sein, dass Sie bei der einen oder anderen beschriebenen Geschichte denken: »Das ist genauso wie bei mir!« Dies ist durchaus gewollt: Erstens ist die Erkenntnis, dass es anderen Menschen ähnlich geht, meistens an sich schon entlastend. Zweitens ist die Unterschiedlichkeit menschlicher Ängste nicht so groß, dass das Phänomen »Angst« bei jedem Menschen in einem vollkommen anderen Gewand erscheinen würde. Dennoch sind die Situation des Einzelnen, die Bedingungsfaktoren, in denen er oder sie lebt und die jeweilige Lebensgeschichte so unterschiedlich, dass individuelle Empfehlungen zur Behandlung in einem solchen Buch fehlen müssen.

Das bedeutet auch, dass bestimmte Formen von Angst, die in diesem Buch beschrieben sind, nicht Ihrem Empfinden entsprechen werden, obwohl Sie möglicherweise häufig Angst haben. Vielleicht helfen Ihnen die Beispiele trotzdem, die Entstehung und Erhaltung von Ängsten besser zu verstehen, und in Ihrer Situation und in Ihrer Lebensgeschichte Faktoren zu identifizieren, die Ihre Gefühle auslösen. So gesehen kann dieses Buch auch zur Vorbereitung einer Therapie dienen. Die »richtigen« und »wirklichen« für Sie zutreffenden Bedingungsfaktoren können Sie nur gemeinsam mit Ihrem behandelnden Arzt oder Therapeuten erarbeiten.

Was Forschung leisten kann – und was nicht

Möglicherweise haben Sie die Vorstellung, dass insbesondere die Kenntnis der neuesten Forschungen für Sie hilfreich sein könnte. Vielleicht suchen Sie die aktuellen Ergebnisse wissenschaftlicher Studien und Empfehlungen renommierter Experten, in der Hoffnung, dass Ihre Ängste mit Medikamenten oder einer innovativen Therapie bald weniger werden.

Dieser Ratgeber verfolgt eine andere Strategie: In der Darstellung ausgewählter und typischer Fälle von Angst folgen wir unseren eigenen Erfahrungen und dem, was in der Forschungsliteratur als gesichert gilt. Gesichert heißt, die Erkenntnisse sind überprüfbar und Gegenbeweise nicht bekannt. Dabei sollte man wissen, dass in Forschungsberichten in aller Regel nur ein Teil der jeweiligen Ergebnisse beschrieben wird. Komplette Projektberichte stehen meist nicht zur Verfügung, das heißt, die bedingenden Faktoren sind selten vollständig sichtbar. Außerdem beschäftigen sich die meisten Forschungsarbeiten mit bestimmten Formen von Angsterkrankungen oder mit der Wahrscheinlichkeit des Auftretens von Angst als Beschwerde bei anderen psychischen Erkrankungen. Dies bedeutet in der Mehrzahl der Fälle, dass in der jeweiligen Untersuchung nur ein kleiner Teilaspekt des Phänomens »Angst« bearbeitet wird.

Weit über 90 % der medizinischen Forschung arbeitet mit statistischen Gruppenvergleichen. Dies ist für die Forschung und für die Versorgungsplanung wichtig: Die Ergebnisse treffen Aussagen über die Häufigkeit von Erkrankungen, deren Symptomen und die Wahrscheinlichkeit des Erfolgs von verschiedenen therapeutischen Maßnahmen bei unterschiedlichen Patientengruppen. Im Rahmen von Gruppenvergleichen können auch unterschiedliche Studien miteinander verglichen und bewertet werden.

Für den betroffenen Laien kann es zum Beispiel nützlich sein zu lesen, dass Angsterkrankungen häufige Erkrankungen sind, und dass eine große Anzahl von Personen, die nicht psychisch krank sind, irgendwann einmal in ihrem Leben eine Panikattacke erleiden. Er weiß jetzt: Ich bin nicht der Einzige, dem es so geht. Wenn er dann noch liest, dass Angsterkrankungen in den meisten Fällen gut behandelbar sind und in aller Regel nicht mit schweren dauerhaften Beeinträchtigungen einhergehen, kann dies viele Sorgen nehmen. Sinnvoll kann auch sein zu erfahren, welche Behandlungsmethoden besonders vielversprechend sind. So können Sie Therapeuten gezielt danach fragen.

Gleichzeitig sollte man wissen: Forschungsergebnisse und mithin die Forschungsliteratur ermöglichen keine Aussagen über

Einzelfälle. Sie machen höchstens Aussagen über die Wahrscheinlichkeit, mit der im Einzelfall diese oder jene Beschwerde vorliegt oder diese oder jene Behandlungsmethode hilfreich ist. Dies schränkt die Nützlichkeit für die Betroffenen deutlich ein. Die meisten Menschen, die unter Ängsten leiden, wollen wissen, welche Aspekte auf sie zutreffen, was ihnen helfen könnte.

Ist das Ergebnis einer Studie, dass eine bestimmte Behandlungsmethode in 70 % der Fälle erfolgreich ist, so wissen Sie immer noch nicht, ob Sie zu diesen 70 % gehören. Auch wenn manche Eigenschaften vielleicht dafür sprechen, erlauben statistische Verfahren immer nur eine Aussage über eine Gruppe und nie über einen einzelnen Betroffenen.

Das heißt für Sie: Auch die Aussagen und Beispiele in diesem Buch zielen auf Typisches und Wahrscheinliches. Im günstigsten Fall fühlen Sie sich grob informiert und haben eine Idee davon, wie die Dinge bei Ihnen zusammenhängen. Das kann dann durchaus zutreffen, muss es aber nicht. So profitieren viele Menschen mit Angststörungen von Expositionsübungen (s. S. 85 f.), also der Konfrontation mit der angstauslösenden Situation. Aber nicht jeder Mensch, der eine Panikattacke hat, sollte sich so schnell und so oft wie möglich wieder in die angstauslösende Situation begeben. Auch sollte nicht jeder Mensch, der Psychopharmaka einnimmt, diese möglichst rasch wieder absetzen.

Immer wieder treffen wir auf Patienten, die sich nach dem Studium von Fachliteratur selbst eine bestimmte Diagnose gestellt haben und daraus Forderungen an die Behandlung ableiten, wie sie zum Beispiel in einer Studie aus Großbritannien beschrieben wurden. Dann kostet es Patienten und Therapeuten manchmal viel Zeit, sich von dieser eben nicht am Einzelfall orientierten Festlegung wieder zu verabschieden und eine am persönlichen Weg des Einzelnen orientierte Diagnose zu stellen. Das »richtige«, für Sie zutreffende Krankheitsmodell und die daraus folgenden Behandlungsschritte können Sie nur gemeinsam mit Ihrem behandelnden Arzt oder Therapeuten erarbeiten.

Wenn Sie mit einem anderen Menschen über seine »Angst« sprechen, dann werden Sie ihn in aller Regel nicht fragen, was er denn unter dem Wort »Angst« versteht. Vielmehr gehen Sie vermutlich ganz selbstverständlich davon aus, Sie wüssten, was der andere meint. Dahinter verbirgt sich meist die Idee, der andere fühlt genauso wie man selbst. Aber woher wissen Sie, ob Ihr Nachbar ebenfalls so schweißige Hände bekommt wie Sie, wenn er seinen Kollegen ein neues Projekt vorstellen muss? Und könnte es nicht auch sein, dass Ihr Nachbar zu diesem Gefühl gar nicht »Angst« sagt, sondern vielleicht »Lampenfieber«?

Klarer scheint der Fall bei existenziellen Ängsten zu sein, wie etwa der Angst vor einem Falschfahrer auf der Autobahn. Niemand würde auf die Idee kommen, einen Therapeuten aufzusuchen, wenn nach der Nachricht durch den Verkehrsfunk das Herz bis an den Hals schlägt und man angespannt ganz langsam auf dem Randstreifen weiterfährt. In diesem Fall ist es nicht nur in Ordnung, Angst zu haben, sondern sogar sinnvoll.

MERKE **Angst ist zuallererst ein lebenswichtiges Gefühl, das dafür sorgt, vorsichtig zu sein, Gefahren abzuschätzen und so das Überleben zu sichern.**

Diese existenzielle Form von Angst ist uns allen erklärlich und für jeden einzuordnen. Dies betrifft auch Menschen mit Ängsten nach Extrembelastungen: Überlebende von Naturkatastrophen, Attentaten und bewaffneten Überfällen, Flugzeug-, Eisenbahnunglücken oder dramatischen Verkehrsunfällen. Dagegen wird Angst in Situationen oder vor Dingen, die eigentlich harmlos sind, umso bedrohlicher erlebt, je weniger die Betroffenen sie sich erklären und einordnen können.

Im Folgenden stellen wir Ihnen einige Menschen vor, die vermutlich alle den Begriff »Angst« für ihr vorrangiges Gefühl in den beschriebenen Situationen wählen würden, und dennoch werden Sie schnell feststellen, dass es sich um sehr unterschiedliche »Ängste« handelt:

Frau M. geht schon seit einigen Wochen nur noch zu bestimmten Zeiten in den Supermarkt; wenn sie dies tut, sorgt sie dafür, dass sie nicht viel einzukaufen hat und so wenig Zeit wie möglich dort verbringt. Bevorzugte Zeiten sind morgens zwischen 10 und 11 Uhr oder nachmittags zwischen 14 und 15 Uhr. Niemals geht sie an Freitagen oder gar am Samstag einkaufen. Meistens bittet Sie unter einem Vorwand ihren Mann oder ihre Schwägerin, etwas mitzubringen. Da beide wissen, wie beansprucht sie durch die Pflege ihrer Mutter ist, die sie neben Teilzeitjob und Kindererziehung nun auch noch übernommen hat, übernehmen sie die Aufgabe gerne. Das erleichtert Frau M. sehr, denn schon der Gedanke an den Supermarkt lässt sie erschaudern: Vor einigen Wochen hatte sie am Kühlregal einen Schwächeanfall, um Haaresbreite wäre sie umgefallen, »nicht auszudenken, was noch alles hätte passieren können«. So gerade eben hat sie es noch zum Ausgang geschafft. Den Wagen mit dem Einkauf für die Woche ließ sie natürlich vor dem Kühlregal stehen.

Draußen lief ihr der Schweiß von der Stirn. Eine Passantin fragte sie, ob sie einen Arzt rufen solle. Sie hat es dann aber noch allein zur Hausärztin um die Ecke geschafft. Die war glücklicherweise auch da und hat gleich ein EKG gemacht. Es sei nichts Auffälliges, aber zur Sicherheit habe sie eine Überweisung zum

Kardiologen ausgefüllt. »Man kann da nicht vorsichtig genug sein!«, habe die Ärztin gesagt, und das habe Frau M. schon zu denken gegeben. Nicht, dass doch etwas mit dem Herzen ist. Jetzt, wo der Termin noch aussteht, geht sie lieber kein Risiko ein. Ihr Großvater ist schließlich an einem Schlaganfall gestorben, er war zwar schon 78 Jahre alt und hatte immer was mit dem Blutdruck, aber wie man immer wieder liest, könnten ja auch Jüngere so etwas bekommen.

Herr F. macht sich seit einigen Wochen Sorgen um seine berufliche Zukunft. Er findet nur noch schlecht in den Schlaf und wacht gegen 2.00 Uhr nachts manchmal schweißgebadet auf. Dann denkt er darüber nach, was er alles falsch gemacht haben könnte, und dass er so viel Verantwortung gar nicht mehr tragen mag. Wie er seine Arbeit früher schaffen konnte, ist ihm heute ein Rätsel. Ständig fürchtet er, seine Aufgaben nicht mehr bewältigen zu können. Die jungen Kollegen erscheinen ihm fachlich viel kompetenter als er, manchmal versteht er gar nicht, warum sein Arbeitgeber noch so große Stücke auf ihn hält. Er selbst erlebt sich immer mehr als Blender und Versager.

Manchmal bekommt er richtiggehend Panikattacken, wenn er daran denkt, was andere so über ihn reden. Das geht dann zwar nach einigen Minuten wieder vorbei, aber dieses Gefühl, nichts richtig zu machen, bleibt, und die Anspannung verschwindet auch nicht. An einigen Tagen hat er das Gefühl, nur noch aus Panik zu bestehen. Dabei kennt er sich so gar nicht. Am liebsten geht er gar nicht mehr aus dem Haus, er weiß sowieso nicht, was er sagen soll, wenn er andere Menschen trifft. Den Einkauf erledigt er so schnell wie möglich im Tante-Emma-Laden nebenan. Dort kennt man ihn und er kann in wenigen Minuten das Geschäft wieder verlassen.

Herrn G. plagen andere Befürchtungen. Er ist seit einiger Zeit zunehmend unruhig, wenn er seinen Nachbarn begegnet, die über ihm wohnen. Ihr Lächeln, besonders das der Frau ist irgendwie anders. Überhaupt hat er das Gefühl, als hätten sich die Dinge um ihn herum verändert. Nichts erscheint mehr so, wie es war. Oder genauer gesagt, er ist sich eigentlich sicher, dass sich alles verändert hat, auch wenn sein Bruder und seine Eltern anderer Ansicht sind. Sie sagen, dass sie ihn nicht verstehen, aber er hat das untrügliche Gefühl, dass da eine Riesensauerei im Gange ist. Manchmal kann er deshalb kaum schlafen und wacht gerädert im Verlauf des Morgens auf.

Neulich hat eine Firma die Heizkörper in seiner Wohnung kontrolliert – mitten im Jahr, obwohl die Ablesung der Strom- und Wärmezähler sonst immer Anfang des Jahres erfolgt. Er hatte zwar zuvor ein Schreiben von der Hausverwaltung erhalten, ganz persönlich an ihn andressiert: »Sehr geehrter Herr G. …«, und seine Eltern meinten, das könne ja mal vorkommen, schließlich müssten die Zähler mal gewartet werden, dies stünde ja auch im Brief. Aber er lässt sich nicht täuschen; er ist sich sicher, dass eine moderne Abhöranlage installiert wurde, damit seine Nachbarn ihn überwachen können. Er hat keine Idee warum, aber das Lächeln der Frau nebenan gefällt ihm überhaupt nicht. Aus Angst, ihr zu begegnen, schaut er seit einigen Wochen erst mal durch den Spion seiner Wohnungstür, bevor er seine Wohnung verlässt. Nur wenn die Luft rein ist, öffnet er die Tür, geht einkaufen oder bringt den Müll herunter. Dass er darüber schon viele Vorlesungen versäumt hat, wissen seine Eltern nicht, aber schließlich muss er ja erst mal für seine Sicherheit sorgen.

Frau S. hat alle diese Sorgen nicht. Ihr einziges Problem ist ihre Angst vor einer Spritze. Schon seit Monaten schiebt sie die fällige

Tetanusimpfung hinaus. Viel schlimmer noch ist ihre Angst vor einer Spritze beim Zahnarzt. Dieser hat ihr unmissverständlich mitgeteilt, dass eine Kariesbehandlung ansteht, doch eine Behandlung ohne lokale Betäubung kann sich Frau S. ebenso wenig vorstellen, wie eine Spritze. Der Zahnarzt ist außerdem sehr grob zu ihr gewesen, und hat gesagt, dass sie da nun mal durchmüsse. Der weiß ja gar nicht, wie sehr sie leidet. Den Termin, den sie vereinbart hat, den sagt sie deshalb lieber ab.

Schon die Vorstellung einer Spritze lässt ihre Hände feucht werden. Sie weiß, dass Hunderte von Menschen sich ohne Probleme impfen lassen oder zu einer Blutentnahme gehen. Warum gelingt ihr das nicht, schließlich bekommt sie ihr Leben doch sonst geregelt? Aber immer diese Angst, dass sie umfallen könnte, und das mit einer Nadel im Arm. Was da alles passieren kann! Und die Peinlichkeit, der sie dann ausgesetzt ist!

Herr A. ist Mitarbeiter einer Bank und musste vor ca. einem halben Jahr erleben, wie ein bewaffneter Banküberfall eine Kollegin das Leben kostete. Er selbst kam glimpflich davon, nach einer Geiselnahme von mehreren Stunden wurde er schließlich von einem Sondereinsatzkommando der Polizei befreit. Die Geiselnehmer bedrohten die Mitarbeiter mit der Waffe und verletzten die später im Krankenhaus verstorbene Kollegin vor seinen Augen schwer. Seitdem wacht Herr A. nachts immer wieder schweißgebadet auf und fühlt sich zurückversetzt in die Situation des Überfalls. Auch im Alltag lösen nun manche Dinge, die teilweise nur schwer mit der Geiselnahme in Verbindung zu bringen sind, schwerste Ängste aus. Er fühlt sich dann so wie damals: ausgeliefert, mit dem Tode bedroht. Manchmal reicht schon die ausgebeulte Jackentasche eines Kunden und der Schweiß tritt ihm auf die Stirn. Einmal hat er sogar den Alarmknopf unter seinem Schreibtisch betätigt. Sein Vorgesetzter hat ihn daraufhin zum Arzt geschickt, denn wie soll er arbeiten, wenn er nahezu jeden Kunden für einen möglichen Bankräuber hält?

Insgesamt erlebt Herr A. sich als überaufmerksam. Er zuckt bei raschen Bewegungen anderer zusammen und ertappt sich dabei, wie er auch auf der Straße die Menschen genau beobachtet und auf verdächtige Aspekte hin »abklopft«. Diese permanente »Habtachthaltung« laugt ihn aus, er hat den Eindruck, sich überhaupt nicht mehr entspannen zu können. Fernsehen vermeidet er komplett, da er sich vor Szenen fürchtet, die seine Ängste wieder hervorbringen könnten.

Alle hier beschriebenen Menschen würden auf die Frage, wovor sie sich ängstigten, mehr oder minder konkret antworten können. Bis auf Herrn A. wissen sie aber nicht, woher ihre Angst kommt. Sie spüren eine Befindlichkeitsstörung und auch eine Beeinträchtigung ihrer Leistungsfähigkeit, die sie verunsichert und ihnen das Gefühl vermittelt, die Dinge gerieten außer Kontrolle.

Hinzu kommt, wieder mit Ausnahme von Herrn A., der Eindruck einer Unverhältnismäßigkeit. Hätte Frau S. ein Problem mit einer anstehenden Herzoperation, so könnte ein jeder dies nachvollziehen. Spritzen und Blutentnahmen sind dagegen allein im Rahmen von Vorsorgeuntersuchungen so »normal« geworden, dass Aspekte von Ausgeliefertsein und Kontrollverlust, die diesen Situationen nach wie vor innewohnen, vielfach gar nicht mehr bedacht werden. Anders bei Herrn A.: Würde man allerdings von Herrn A. nur den Teil seiner Geschichte kennen, in dem er bei dem Kunden mit der ausgebeulten Jackentasche den Alarmknopf drückt, so könnte auch hier der Eindruck der

Unverhältnismäßigkeit entstehen. Dann würde man vielleicht sagen, er habe wohl zu viele Kriminalfilme gesehen.

Die eigentliche Schwierigkeit besteht darin, hinter den Ängsten einen Sinn zu erkennen und das Bedingungsgefüge zu beschreiben, das die Angst in einer bestimmten Lebenssituation eines Menschen erklären und seinen Nutzen deutlich machen kann. So könnte Frau M. vielleicht der Hinweis entlasten, dass die Pflege der Großmutter und die Aufgaben einer berufstätigen Mutter zusammen eine Überforderung darstellen, die leicht in Entgleisungen des vegetativen Nervensystems münden kann und sie so »zwingt«, ihren Alltag anders zu organisieren und Aufgaben abzugeben.

Komplizierter scheint die Situation bei Herrn G. Was die Angst vor den Nachbarn ausgelöst hat, bleibt unklar. Deutlich wird nur, dass seine Ängste sozusagen von innen heraus wachsen und eine Tendenz haben, immer mehr zu werden. So ist es auch bei Frau D. und Herrn K. und ein wenig vielleicht auch bei Frau B.

Frau D. macht sich Sorgen: um ihre Kinder, um die eigenen Eltern, um ihren Arbeitsplatz und um ihren Mann. Manchmal kann sie sich gar nicht mehr daran erinnern, dass es mal anders war. Die Freunde sagen ihr immer wieder, dass sie sich nicht so viele Gedanken machen soll, aber die haben gut reden: Schließlich ist schon manch Sohn aus gutem Hause auf die schiefe Bahn gekommen, und ihr Ältester ist jetzt seit einem Jahr zum Studium in Frankfurt. Da muss sie eigentlich gar nicht weiterreden, denn das erklärt sich ja von selbst, dass man sich da als Mutter Sorgen macht. Noch mehr Sorgen macht sie sich um die Tochter, die seit Kurzem einen Freund hat. Sie ist doch erst 16, wenn sie bloß nicht schwanger wird!

Die Eltern sind jetzt in dem Alter, wo die ersten Gebrechen kommen und bleiben. Wenn sie die Nachrichten über die Veränderungen im Gesundheitswesen hört, wird ihr ganz anders zumute. Woher sollen sie das Geld nehmen, wenn beide Eltern ins Pflegeheim gehen müssen? Zwar hat sie noch Geschwister, aber auf die kann sie ja nicht zählen. Würde sie ihnen von ihren Sorgen erzählen, bekäme sie nur ein Lachen zurück und den Satz: »Worüber du dir schon wieder den Kopf zerbrichst! Das klären wir dann, wenn das Problem da ist.«

Ihr Mann ist ihr auch keine Hilfe, er hat schon gesagt, dass ihm ihr ständiges »Sich-Sorgen-Machen« auf die Nerven geht. Manchmal, wenn ihr Mann ein Geschäftsessen hat, kann sie nachts nicht schlafen. Schließlich ist letztes Jahr der Mann von Frau Schulz gegenüber auch plötzlich ausgezogen. Man munkelt, er habe eine andere. Sie hat sie sich schon dabei ertappt, dass sie am Jackett Ihres Mannes gerochen hat: vielleicht ein anderes Parfüm?

Herrn K. plagen ganz andere Befürchtungen: Sind vielleicht Einbrecher in der Wohnung gewesen? Nichts ist mehr an dem Platz, an dem er es liegen gelassen hat. Auch außerhalb der Wohnung benötigt er immer mehr Zeit, sich zurechtzufinden. Nur wenn seine Frau dabei ist, fühlt er sich sicher. Sie regelt das mit den Fahrkarten, wenn sie zu den Kindern fahren und hat auch den neuen Busfahrplan schon im Kopf. Gut, dass er sich auf sie verlassen kann.

Neulich kam sie allerdings erzürnt aus dem Bad und warf ihm vor, ganz saubere Sachen in die Waschmaschine gesteckt zu haben. »Wo du nur immer deinen Kopf hast!«, schimpfte sie. Seitdem unterlässt er es lieber, ihr im Haushalt zu helfen; nicht, dass er noch mehr Fehler macht. Gestern hat er sich gewundert, dass seine Frau einkaufen gegangen ist, wo doch Sonntag war. Später hörte er im Radio, dass erst Freitag war. Wie konnte er das nur durcheinanderbringen? Er war entsetzt.

Darüber zu sprechen, traut er sich nicht. Dann denken womöglich seine Frau und die Kinder, er müsste mal zum Arzt. Wo doch jetzt überall in den Zeitungen etwas über Alzheimer steht. Nein, er muss sich nur etwas erholen und vielleicht doch mal die Schlösser in der Wohnung austauschen lassen. Seiner Frau kann er ja sagen, in der Zeitung hätte die Polizei viel sichere Schlösser empfohlen, als bei ihnen vor 15 Jahren eingebaut wurden, denn das mit den Einbrechern, das lässt ihm keine Ruhe.

Frau B. kann nachts oft nicht schlafen. Ihr Mann hat ihr mitgeteilt, dass er eine andere Frau liebt und ist vor zwei Wochen ausgezogen. Sie selbst hatte sich vor einigen Jahren entschieden, keine Arbeitsstelle anzunehmen, sondern die gemeinsamen Kinder zu erziehen. Dies war ihr nicht schwergefallen, insbesondere weil die jüngste Tochter eine verzögerte Entwicklung zeigte und ihre ganze Unterstützung benötigte. Nun sieht sie sich mit dem nicht abbezahlten Einfamilienhaus und den Kindern in einer sehr unsicheren Situation. Manchmal weiß sie einfach nicht weiter und fühlt schon die Schweißperlen auf ihrer Stirn, wenn sie nur an ihre Zukunft denkt. Panik und Angst, das sind die Gefühle, die am ehesten ihre Lage beschreiben.

Ihre Alltagsaktivitäten kann Frau B. so erledigen wie bisher. Sie kauft ein, fährt auch die Kinder in den Kindergarten und die Schule. Nur wenn sie zur Ruhe kommt, fängt sie an, über ihr Leben nachzudenken: Vielleicht hat sie rückblickend gesehen doch so manches falsch gemacht? Sie ist froh, noch ihre Freundinnen aus der Schulzeit zu haben. Diese beruhigen sie, geben ihr Halt, unterstützen sie und haben ihr auch schon Adressen von Anwälten herausgesucht. Wenn sie sich gemeinsam mit den Kindern treffen, dann erlebt Frau B. durchaus Momente, in denen sie sich nicht mehr ganz so verzweifelt fühlt und Ideen für die nächsten Monate entwickelt. Aber diese Momente sind so entsetzlich kurz im Vergleich zu der Zeit, in der sie voller Angst in die Zukunft blickt.

Auf den ersten Blick lassen die Geschichten von Frau D., Herrn K. und Frau B. sich eher mit dem Begriff »Sorgen« als mit dem Begriff »Angst« beschreiben. Würde man die drei jedoch fragen, ob sie Angst hätten, würden sie vielleicht dennoch alle drei mit »Ja« antworten. Dabei erwecken Frau D. und Frau B. eher den Eindruck, als machten sie sich »viele Gedanken«. Ob es »zu viele Gedanken« oder gerade eine in der Situation erwartbare und vielleicht auch »nützliche Menge von Gedanken« sind, ist hier womöglich der wesentliche Unterschied.

Die Befürchtungen von Herrn K. ähneln dagegen denen von Herrn G.: eigentlich verständlich und dann auch wieder nicht so ganz. Gemeinsam ist allen dreien die erhebliche und zunehmende Verunsicherung in nahezu allen Lebensbereichen.

Aspekte hiervon finden sich auch bei Herrn F., nämlich die Neigung zu eher diffusen, allgemeinen Befürchtungen, die weder sofortige Zustimmung noch klare Abgrenzung nahelegen, sondern beim Außenstehenden eher eine gewisse Hilflosigkeit auslösen.

Ein wenig kennt jeder von uns diese Befürchtungen: »Sich-Sorgen-Machen« um andere, obwohl diese keinen Grund sehen; die Idee, es sei etwas gestohlen worden, wenn man es nicht wiederfindet; die Befürchtung, seinen beruflichen Aufgaben nicht gewachsen zu sein, sich möglicherweise überschätzt zu haben. Die Liste ließe sich endlos verlängern. Daran wird aber auch deutlich, dass mit dem Begriff »Angst« sehr verschiedene Erlebensweisen beschrieben werden. Das erste Fazit lautet also:

MERKE **Nicht überall, wo Angst draufsteht, ist auch welche drin und nicht jeder, der das Wort Angst benutzt, meint das Gleiche damit, wie sein Gegenüber.**

Die damit verbundenen Gedanken und Handlungen sind sogar noch wesentlich breiter gefächert.

Wenn das Gefühl »Angst« auftritt, können wir meistens sagen, wovor wir Angst haben: vor der nächsten Prüfung, vor der Reaktion des Vorgesetzten, vor einer Erkrankung oder dem Eintreten einer Situation, die wir mit unangenehmen Folgen verbinden. Was verbirgt sich jedoch hinter diesem Gefühl Angst?

Wenn wir uns die Objekte und Situationen anschauen, die typischerweise Angst auslösen können, bekommen wir eine Idee davon, wie das diffuse Unbehagen, was damit einhergeht, entsteht.

Angst vor Tieren

Angst vor Tieren ist den meisten irgendwie bekannt. Sie tritt gegenüber den verschiedensten Vier- oder Mehrbeinern auf. Die Gefühle, die diese Tiere auslösen, sind jedoch sehr unterschiedlich. So hat nicht jeder Angst vor Hunden und nicht jeder, noch nicht einmal jede Frau, hat Angst vor Mäusen. So ist es auch mit Spinnen.

Die Angst wird dabei nicht immer von der tatsächlichen Gefährlichkeit der Tiere ausgelöst, denn von einer europäischen Spinne, einer Eidechse oder einer Maus geht sicher weniger Gefahr aus als von einem frei laufenden Schäferhund. Angst vor Hunden ist aber nicht häufiger als Angst vor Spinnen. Die Angst liegt hier vor allem in der subjektiven Vorstellung des Betrachters.

Betroffene beschreiben meist lebensgeschichtlich verankerte Erlebnisse, die ihre Befürchtungen verständlich machen: der Hundebiss in der Kindheit, der Reitunfall der Mutter etc. Bei kleinen Tieren, die offensichtlich keine Gefahr darstellen, wird vielfach auf familiäre Traditionen und Deutungen verwiesen: »Schon meine Großmutter hatte Angst vor Nagetieren, weil diese Krankheiten ins Haus tragen und sich an die Nahrungsvorräte heranmachen.« Hier wird auf die potenzielle Gefahr einer Maus hingewiesen, verbunden mit diffusen Befürchtungen um die Gesundheit. Andere Tiere lösen schlicht und einfach Ekel aus, wie dies zum Beispiel bei den in Deutschland heimischen Spinnen oft der Fall ist.

Sobald ein solches Tier von Betroffenen erkannt wird, reagieren sie abhängig von der Situation auf vielfältige Weise: Auf der Verhaltensebene reichen die Möglichkeiten von einem für Außenstehende kaum erkennbaren Verlassen der Situation, zum Beispiel durch den Wechsel der Straßenseite bei Ängsten vor Hunden, bis hin zur Bitte an umstehende Personen, etwas gegen die Maus oder Spinne zu unternehmen. Gleichzeitig ist eine deutliche Körperreaktion festzustellen: Die Hände werden schweißig, der Puls rast, vielleicht entsteht auch ein Gefühl, als schwanke der Boden unter den Füßen. Alles andere wird unwichtig, solange dieses Tier da ist und nicht sicher hinter einem Zaun, einer Tür, in einem Glas oder tot in einem Abfalleimer oder in der Toilettenspülung gelandet ist. Erst dann tritt wieder Entspannung ein: Der Puls verlangsamt sich, es ist möglich, sich zu setzen, das angebotene Glas Wasser entgegenzunehmen, vielleicht davon zu trinken.

Vielfach folgt eine unterschiedlich lange Phase der Erschöpfung. Manch einer hat auch das Bedürfnis, sich anderen Menschen mitzuteilen, die erlebten Gefühle zu kommunizieren. Erst dann können sich die meisten anderen Dingen widmen.

Freizeitverhalten kann so verändert und bestimmt werden, Urlaubsziele können verworfen werden: Gemeinsames Zelten mit Freunden wird unmöglich, südliche Gefilde mit ihren größeren Insekten und Echsen müssen gemieden werden, da dem »Ungeziefer« nicht ausgewichen werden kann. Familienmitglieder, Freunde und Kollegen werden in die Sicherung der Situation eingebunden und agieren teilweise schon vorausschauend vermeidend: »Oh, entfernen Sie doch bitte mal die Spinne auf dem Schreibtisch von Frau Müller. Wenn die das Tier sieht, sind wir hier wieder eine halbe Stunde damit beschäftigt, die wir nicht über den neuen Auftrag der Firma XY sprechen können.«

Wenn auch die Hintergründe für die Betroffenen selbst oft nur schwer konkret zu benennen sind, so ist doch für alle Menschen, die Ängste vor Tieren erleben, eines gleich: Der Auslöser ist klar benennbar und die Lösung in der Situation ist vergleichsweise einfach, nämlich durch die Entfernung oder Sicherung des entsprechenden Tiers. Wesentlich ist, dass nicht immer das Gefühl Angst solchen Reaktionen zugrunde liegt, sondern auch andere Gefühle wie zum Beispiel Ekel ähnliche Reaktionen auslösen können.

MERKE **Für die Bewertung einer Situation und die daraus folgenden Handlungen ist es bedeutsam, unangenehme Gefühle von solchen der objektiven Gefährdung zu unterscheiden.**

Wenn Sie zum Beispiel Ekel mit Angst verwechseln, kann dies dazu führen, dass Sie körperlichen Reaktionen wie Schwitzen und Herzrasen falsch bewerten und eine Situation als bedrohlich einschätzen, die im eigentlichen Sinne »nur« unangenehm ist.

Menschen, die Ängste in Verbindung mit bestimmten Situationen erleben, reagieren ähnlich wie Menschen, die Angst vor Tieren haben: Sie fühlen sich sicher und entlastet, wenn sie der angstauslösenden Situation entgehen können bzw. diese verlassen haben. Also suchen sie ihr Heil im Verlassen der Straßenbahn oder in der Vermeidung von Fahrstühlen, wenn diese Orte als gefährlich angesehen werden. Bis dahin erleben sie eine Fülle von körperlichen Beschwerden wie Herzrasen, Schwitzen, Schmerzen in der Herzgegend bis hin zu dem Gefühl, buchstäblich den Boden unter den Füßen zu verlieren. Sobald die Treppe gefunden ist oder das Taxi anhält, ist alles gut, und andere Dinge des Lebens können wieder in den Mittelpunkt treten.

Durch die Vielfalt der Alternativen in westlichen Gesellschaften ist es möglich, für eine Reihe von angstauslösenden Situationen andere Lösungen zu finden, sodass diese erfolgreich umgangen werden können: vom Auto kann auf öffentliche Verkehrsmittel umgestiegen werden und umgekehrt, Ängsten in Supermärkten und Kaufhäusern kann mithilfe von Online-Einkäufen begegnet werden. Bei Ängsten im Zusammenhang mit spezifischen Situationen ist dies nicht ganz so einfach. Aber auch Frau S. aus dem ersten Kapitel wird vermutlich ihren Hausarzt schon gefragt haben, ob eine Impfung wie bei der Schluckimpfung nicht auch ohne Spritze erfolgen kann, oder ob eine Blutuntersuchung nicht durch eine Ultraschalluntersuchung oder eine Urinprobe ersetzt werden könnte.

Wie bei den Ängsten vor Tieren beschrieben, ist auch hier anzumerken, dass nicht immer Angst der Grund ist, warum zum Beispiel eine volle Straßenbahn nicht benutzt werden kann.

Es kann auch sein, dass das individuelle Bedürfnis nach einem Mindestabstand verletzt wird und der in den Hauptgeschäftszeiten erzwungene Körperkontakt mit vielen anderen Menschen zu unangenehmen vegetativen Reaktionen wie Herzrasen und Schwitzen führt. Wie in nebenstehender Grafik deutlich wird, liegt dieser Abstand in Blickrichtung des Gesichtsfeldes nach links, geradeaus und nach rechts bei jeweils ca. 80 cm, im Rücken eines Menschen bei ca. 50 cm. Probieren Sie dies ruhig einmal aus, indem Sie ein Mitglied Ihrer Familie oder eine Bekannte bitten, sich Ihnen zu nähern und diese Grenzen zu überschreiten: Sie werden sehen, dass Sie eine solche Nähe nur bei Ihnen im wahrsten Sinne des Wortes »nahestehenden« Personen als angenehm empfinden. Kommt dann noch eine Portion Ekel vor dem Schweißgeruch anderer dazu, so entsteht auch hier für manch einen eine Mischung aus vegetativen Reaktionen, die irrtümlich als bedrohlich bewertet wird. Das der Situation zugrunde liegende Gefühl hat aber wenig mit Angst zu tun, sondern stellt eher eine Kombination aus Engeerleben in einer Menschenmenge (in der Fachliteratur »Crowding« genannt) und dem bereits beschriebenen Ekel dar.

Auch hier reicht das Umgehen der angstauslösenden Situation vom nahezu unbemerkten Verstecken hinter persönlichen Lebensstilen (»Ich habe mich entschieden, auf Flugreisen zu verzichten, weil dies so umweltschädigend ist!«) bis hin zu erheblichen Beeinträchtigungen einer selbstständigen Lebensführung, wenn Betroffene bei nahezu jeder Aktivität Familienmitglieder, Nachbarn oder Freunde einbinden, um nicht selbst Auto fahren zu müssen oder den Wochenendeinkauf zu erledigen. Wird dieses Verhalten zur Routine, stellt sich nicht selten ein Sich-Zufriedengeben ein: Bestimmte, ansonsten als

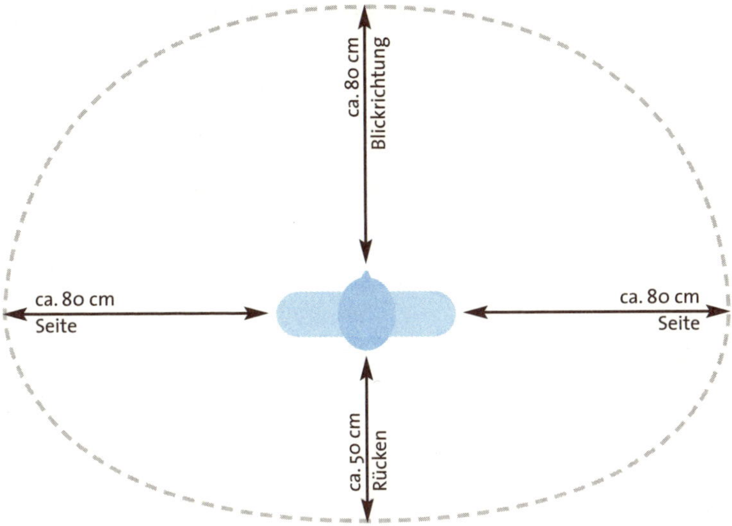

normal angesehene Aktivitäten wie zum Beispiel Kino- oder Restaurantbesuche, das Benutzen von Fahrstühlen, der gelegentliche Einkaufsbummel, die Last-Minute-Flugreise oder auch der Wunsch, mal etwas alleine zu unternehmen, werden nicht mal mehr als Bedürfnisse geäußert. Es entsteht der Eindruck, als hätten sich die Betroffenen eingerichtet, und manchmal schildern sie auch, dass sie sich aktiv für diese Lebensführung entschieden haben.

Dieses Sich-Zufriedengeben ähnelt dem Leben von Behinderten, die sich nach einem Unfall auf ein Leben im Rollstuhl einstellen mussten: Irgendwann ist es für sie »normal«, nicht mehr auf Berge klettern zu können. Sie stellen sich darauf ein und finden ergänzende oder anderweitige Aktivitäten, die ihnen nicht ständig ihren Verlust vor Augen führen. Menschen mit Ängsten in bestimmten umschriebenen Situationen richten sich zuweilen ebenso mit einer Einschränkung ihres Aktionsradius ein, manchmal ist der Leidensdruck von außen kaum noch zu spüren.

Dies ist bei Herrn A. ganz anders. Er kann angstauslösende Situationen nicht umgehen, weil so viele Dinge ihn an die Geiselnahme erinnern und seine »Alarmglocken« zum Klingen bringen. Teilweise gelingt es ihm sehr wohl, die Ähnlichkeit von alltäglich anmutenden Auslösesituationen zu erkennen, wenn auch manchmal zu spät, wie in unserem Beispiel. Manchmal hat er aber auch das Gefühl, einfach nur ein einziges Nervenbündel zu sein. Vor allem erlebt er die unangenehmen Wiedererinnerungen so, als ob sie aus dem Nichts kämen. Und damit geht es ihm ähnlich wie Menschen, die unter den im Folgenden beschriebenen Panikattacken leiden – aber halt nur ähnlich.

Panikattacken

Menschen, die Ängste scheinbar wie Anfälle aus heiterem Himmel erleben, können potenziellen »Gefahrensituationen« nicht so leicht ausweichen. Typische Situationen sind die Warteschlange an der Kasse eines Supermarkts, eine rote Ampel im Feierabendverkehr, der Friseurbesuch. Gemeinsam ist all diesen Szenarien, dass ein Warten unumgänglich erscheint, was bei den Betroffenen den Gedanken auslöst, »dass ich hier nicht herauskomme, wenn jetzt etwas passiert«. Was konkret passieren könnte, bleibt dabei ungewiss und ist meistens auch unwichtig. Das Gefühl der Bedrohung erscheint so übermächtig, dass eine Konkretisierung unterbleibt und stattdessen der Wunsch nach dem Verlassen der Situation das Denken, Fühlen und Handeln beherrscht.

Die folgende Grafik macht die Dynamik deutlich: »Wenn ich jetzt die Situation nicht verlasse, steigert sich die Angst ins Unermessliche!« Dabei ist dies eine Annahme, die man überprüfen kann. Angst findet immer von sich aus ein Ende – spätestens dann, wenn die Energiereserven des Körpers für einen Kampf oder eine Flucht erschöpft sind. Der Verlauf der Kurve drückt dies aus; die gestrichelten Linien stellen dar, was Sie möglicherweise befürchten. Die Gedanken ranken sich bei Panikattacken um Befürchtungen, umzufallen, zu sterben oder verrückt zu werden; manchmal verbunden mit der Sorge, dass niemand zur Stelle ist, der helfen könnte.

Angstverlauf

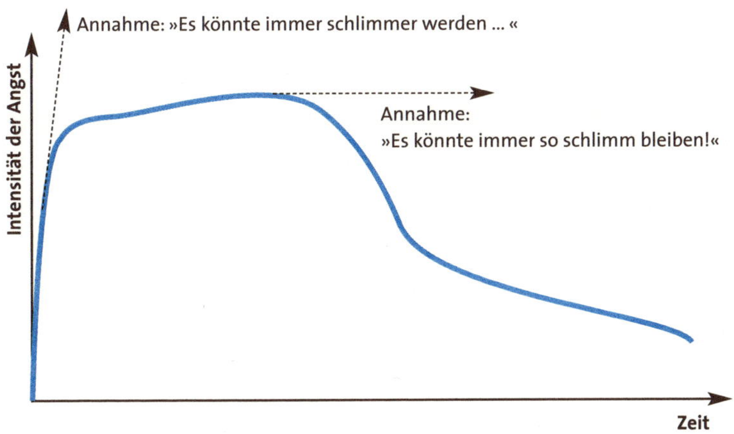

Stärker als bei den Ängsten vor Tieren oder vor bestimmten Situationen wird die eigene Verhaltensweise als peinlich oder schamvoll erlebt, weil die Unangemessenheit des Bedrohungserlebens der Ängste den meisten Betroffenen durchaus bewusst ist. Erklärungen wie »Schon meine Großmutter ...« oder »Ich habe mich entschieden auf Flugreisen zu verzichten, weil ...« unterbleiben.

Auch Menschen mit Panikattacken versuchen, potenzielle Gefahrensituationen zu vermeiden, was jedoch schwierig ist, weil schon allein Wartesituationen so häufig sind. Stattdessen erfolgt eine »Absicherung der Fluchtwege«. Akzeptabel erscheinen dann nur noch Situationen, die man sozusagen bei Bedarf, also bei Auftreten der Angst, schnell verlassen kann. Die alles dominierende Frage in diesem Fall lautet: »Wie weit ist der Weg zum rettenden Ausgang?«

Allgemeine Angst

Noch schwieriger wird es für diejenigen, die sich generell als ängstlich erleben, weil »sichere Situationen« kaum zu finden sind. Dies wird besonders deutlich am Beispiel von Frau D. aus dem ersten Kapitel, die sich Sorgen um das Wohlergehen der Familie und viele weitere Belange macht. Betroffene schildern häufig, dass sie ein Leben ohne Angst – oder besser gesagt Sorgen – gar nicht mehr kennen. Gerade in unserer komplexen Welt gibt es natürlich an jedem Tag tausend Dinge, die in eine Katastrophe münden könnten. Für die Betroffenen bedeutet dies eine Daueranspannung, die in einem großen Belastungsgefühl Ausdruck findet.

Hier gibt es Ähnlichkeiten zu den Menschen, die Angst vor eigenem Versagen haben, ohne ihre Befürchtungen konkret benennen zu können. Sie beschreiben vor allem einen Verlust an Sicherheit bei den Alltagsverrichtungen, die sie früher ohne großes Nachdenken erledigt haben. Die Geschichte von Herrn F. weist in diese Richtung. Würde man ihn fragen, würde er wahrscheinlich sagen, dass Einkaufen noch bis vor wenigen Wochen überhaupt kein Problem für ihn gewesen ist. Jetzt fragt er sich manchmal sogar, ob er in der Lage ist, sich richtig zu kleiden und zu waschen. Jede noch so kleine Aufgabe liegt wie ein Berg vor ihm und er hat jedes Mal große Angst, diese nicht bewältigen zu können. Eigentlich, so würde er vermutlich ergänzen, verlässt ihn die Angst den ganzen Tag über nicht. Nur abends geht es ihm manchmal etwas besser, weil er wieder einen Tag überstanden hat. Würde man Herrn F. fragen, wovor er Angst hat, so würde er vielleicht antworten, dass ihn Versagensängste plagen. Genauso gut könnte es aber auch sein, dass Herr F. seine Angst als völlig diffus, aber alles beherrschend erlebt und sagt: »Manchmal denke ich, ich bestehe nur noch aus Angst, jedenfalls habe ich den Eindruck sie ist mein ständiger Begleiter, ohne dass ich sagen könnte, was konkret diese Angst auslöst!« Und er würde ergänzen: »Manchmal erkenne ich mich gar nicht wieder und bei diesem Gefühl von Fremdheit mir selbst gegenüber bekomme ich es dann auch mit der Angst zu tun, weil ich mich frage, was noch alles mit mir geschehen kann.«

Spätestens jedoch bei der Schilderung seiner Schlafstörungen würde Frau D. vermutlich sagen, dass sie das von Herr F. beschriebene frühe Aufwachen und Nicht-wieder-einschlafen-Können eigentlich nicht kennt. Ist ihr Mann zu Hause und geht es den Kindern gut, schläft sie auch gut. Außerdem schläft sie allenfalls schlecht ein, mit dem Durchschlafen hat sie keine Probleme. Und Herr F. könnte seinerseits vermutlich sehr genau sagen, dass er seine Beschwerden erst seit einigen Wochen hat. Davor hätte er nie daran gedacht, sich einmal über »so etwas« Gedanken machen zu müssen.

Trotz aller Unterschiede: Nach »allgemeiner Angst« befragt, würden beide, Herr F. und Frau D. vermutlich sagen, dass sie diese gut kennen – auch wenn sie unter unterschiedlichen Erkrankungen leiden.

Angst vor anderen Menschen

Menschen mit Ängsten vor anderen Menschen befürchten in der Regel, dass diese sie schlecht bewerten, schlecht über sie reden oder ihnen Übles wollen. Auch wenn es in dieser Auflistung so wirkt, als seien die Übergänge zwischen diesen Aspekten fließend, so ist die Angst vor mangelnder Akzeptanz doch etwas grundsätzlich anderes als das Gefühl der Bedrohung durch andere Menschen.

Im ersten Fall liegt die Befürchtung in aller Regel in der Besorgnis, nicht zu genügen: die Prüfung nicht zu bestehen, die Aufgabe nicht zu meistern, Scham und Peinlichkeit zu erleben. Im Ergebnis gehen viele Betroffene Anforderungen im Zusammenhang mit anderen Menschen eher aus dem Weg oder bereiten sich auf diese ausgesprochen akribisch vor. In Diskussionen halten sie sich eher zurück und am Arbeitsplatz verkaufen sie sich eher »unter Wert«.

Verständlicherweise sind Bewerbungssituationen und mündliche Prüfungen dann besondere Herausforderungen, die teilweise auch vermieden werden, mit den entsprechenden Folgen für die berufliche Existenz. Menschen mit Ängsten in sozialen Situationen haben daher viel mit der Geschichte von Frau S. gemeinsam: die angstauslösenden Situationen sind recht klar umschrieben und Ausweitungen auf andere Bereiche entstehen nicht zwangsläufig.

Die Geschichte von Herrn G. beschreibt etwas ganz anderes. Während Menschen mit Ängsten vor Bewertungen anderer den Fehler in aller Regel bei sich suchen (»Wenn ich nur gut genug bin, dann finde ich schon Anerkennung!«), fühlt Herr G. sich durch die Aktivitäten seiner Nachbarn bedroht (»Die wollen mir was!«). Das Ergebnis ist eine misstrauische Haltung gegenüber den Personen, die beschuldigt werden.

Je ausgeprägter die Befürchtungen und je diffuser die Ängste sind, desto umfassender kann diese Haltung auch die Beziehung zu anderen Menschen prägen und schließlich zu umfassendem Rückzugsverhalten führen: Herr G. traut den Beschwichtigungsversuchen seiner Eltern immer weniger und geht auch nicht mehr zur Uni.

Das Problem hierbei ist dann nicht nur die Vermeidung sozialer Kontakte: Das Alleinsein begünstigt ein Ausweiten der Gedanken um die möglichen Vorhaben übelwollender Mitmenschen schon deshalb, weil Betroffene ihre Vorstellungen nicht mehr an der Realität überprüfen. Wenn Sie also wie Herr G. den ganzen Tag Zeit haben, über die üblen Machenschaften Ihrer Nachbarn nachzudenken und sich am Ende nicht mehr aus der Wohnung trauen, können Sie nie das freundliche Lächeln und »Guten Morgen« von der Frau gegenüber hören. In der Folge kommen Sie vielleicht gar nicht auf die Idee, Ihre Angst, dass alle im Haus etwas gegen Sie haben, zu hinterfragen.

Zwar kann niemand in die Köpfe seiner Mitmenschen sehen, sodass es letztlich unmöglich ist zu erfahren, was andere Menschen wirklich über uns denken, aber jeder kann andere nach ihrer Meinung fragen und dann entscheiden, ob er diese annimmt oder eben nicht.

TIPP **Fragen Sie Menschen, die Ihnen nahestehen, wie sie das Verhalten »übelwollender Nachbarn« oder die Gefahren bestimmter Situationen einschätzen. Spätestens wenn Sie den Eindruck gewinnen, dass Sie mit Ihrer Haltung völlig allein dastehen, ist es an der Zeit, dass Sie Ihre »Gewissheit« hinterfragen!**

Das zunehmende Misstrauen findet sich auch in der Geschichte von Herrn K., der seinen eigenen Erinnerungen und Wahrnehmungen nicht mehr so recht traut und sich im Alltag immer unsicherer erlebt. Wir alle organisieren uns und unsere Alltagsaktivitäten, indem wir uns erinnern, wo wir einen Gegenstand abgelegt haben, was wir gestern besprochen oder uns vor zwei Stunden vorgenommen haben usw. Haben wir diese Informationen nicht mehr zur Verfügung oder schleicht sich das Gefühl ein, dass wir den erinnerten Fakten nicht mehr trauen können, so resultiert daraus – je nach Persönlichkeit – eine teilweise massiv ausgeprägte Ängstlichkeit auf dem Boden einer elementaren Verunsicherung. Anders als bei Herrn G. entsteht diese bei Herrn K. aufgrund des Verlusts von Fähigkeiten, die er zuvor hatte und nicht hinterfragen musste. Im Gefühl des Verlusts von Sicherheit im Alltag finden sich dagegen vermutlich mehr Ähnlichkeiten in den Geschichten von Herrn G. und Herrn K., als dies auf den ersten Blick scheinen mag.

Möglicherweise finden Sie bei den Geschichten des ersten Kapitels Ähnlichkeiten mit Ihrer eigenen Geschichte. Vielleicht sagen Sie sich auch, so schlimm ist es bei mir nicht – und liegen damit richtig. Bis auf eine Geschichte haben die beschriebenen Personen eines gemeinsam: Es werden krankheitswertige Zustände dargestellt, deren Bewältigung den Betroffenen auf Dauer wahrscheinlich nur mit fachlicher Hilfe gelingen kann.

Angst an sich ist kein krankhafter Zustand. Angst ist ein in den meisten Fällen unangenehmes Gefühl, das als solches aber zu unserem Leben und Überleben dazugehört. Das heißt, die weit überwiegende Mehrzahl von Ängsten ist nicht behandlungsbedürftig! In den meisten Situationen, in denen wir Angst erleben, zwingt diese uns zu besonderer Aufmerksamkeit, die dann in aller Regel auch sinnvoll ist.

Teilweise zeigen Ängste auch eine natürliche Unsicherheit in Zeiten an, in denen Veränderungen des bisherigen Lebens anstehen und Menschen zu einer Umorientierung gezwungen sind. Die Geschichte von Frau B. im ersten Kapitel ist hierfür ein gutes Beispiel. Erst wenn Ängste nicht mehr angemessen sind, das alltägliche Leben einschränken und die Betroffenen bzw. ihre nahen Mitmenschen darunter leiden, ist die Frage zu stellen, ob das normale und sinnvolle Maß an Angst, das jeder von uns hat und haben sollte, überschritten ist und es sich um eine krankheitswertige Angst handelt.

MERKE **Nicht jede Angst ist krankhaft.**

Ängste bezogen auf die Partnerschaft und die Familie hat vermutlich jeder erwachsene Mensch schon einmal erlebt. Dies kann sowohl Formen der partnerschaftlichen Beziehungsgestaltung als auch das Miteinander in der Familie betreffen – also so praktische Fragen, wie mit Eifersucht und Seitensprüngen umgegangen werden kann, mit der Befürchtung verlassen zu werden oder mit der Angst, die Kinder nicht so erziehen zu können, dass sie in die Lage versetzt werden, ihr Leben einmal selbst zu meistern. Es kann auch durchaus sinnvoll sein, sich in diesen Fragen Unterstützung zu holen. Je nach Lebensgeschichte und persönlicher Einstellung sind Beratungsstellen und Pfarrämter oder auch Selbsthilfegruppen Adressen, an die man sich wenden kann. Darüber hinaus haben viele Menschen einen Bekannten- und Freundeskreis, der wie bei Frau B. praktische Unterstützung bietet und häufig professionelle Hilfe auch gut ersetzt.

Natürlich können Sie auch zu einer Ärztin oder einem Psychologen gehen. Sofern Sie nicht Privatpatient sind, werden Sie jedoch nur auf Kosten Ihrer Krankenkasse behandelt, wenn Ihre Probleme krankheitswertig sind. Das heißt, der erste Arzt oder die erste Psychologin, mit der Sie über Ihre Ängste sprechen, wird zunächst den Versuch unternehmen, in jeder Lebensgeschichte eines Menschen vorkommende Ängste von solchen mit Krankheitswert zu unterscheiden. Hierbei geht es nicht darum, »echte« Ängste von »unechten« zu trennen oder »bedeutsame« von »unbedeutenden«, sondern es geht um die Frage, was Ihnen aller Wahrscheinlichkeit nach nützt und was Sie aktuell brauchen.

Hierzu möchten wir Sie an die Geschichte von Herrn A. erinnern: Ängste nach traumatischen Erfahrungen sind nicht ungewöhnlich, aber nicht immer und nicht sofort behandlungsbedürftig. Bei vielen Menschen verschwinden die Beschwerden von allein wieder, wenn ihnen direkt nach dem Erlebnis die Möglichkeit gegeben wird, sich darüber auszutauschen und wenn sie soziale Unterstützung von ihnen nahestehenden Menschen erfahren. Nur ein Teil dieser Menschen wird dauerhaft, über einen Zeitraum von einem Vierteljahr hinaus Beschwerden haben, wie sie in der Geschichte von Herrn A. beschrieben sind. Und nur in diesen Fällen ist eine spezifische Behandlung durch Ärzte oder Psychologen sinnvoll. Forschungen haben gezeigt, dass die Befindlichkeit der Untersuchungsgruppen, die unmittelbar nach einem Überfall professionelle Unterstützung erhielten, im Durchschnitt schlechter war, als die derjenigen, bei denen nach einer Wartezeit nur die Patienten behandelt wurden, die dann noch Beschwerden hatten. Dies bedeutet, dass der Rat, sich nicht oder noch nicht in ärztliche oder psychologische Behandlung zu begeben und als Erstes andere Unterstützungsmöglichkeiten zu nutzen, durchaus sinnvoll sein kann.

Aber, werden Sie jetzt vielleicht fragen, wonach wird denn entschieden, was krankheitswertig, abklärungs- oder behandlungsbedürftig ist?

Bedeutsam ist zunächst, dass bei behandlungsbedürftigen Erkrankungen Angst kein Symptom ist, das allein auftritt. Immer treten noch andere Krankheitsanzeichen auf, die Sie vielleicht auch schon lange plagen, die Sie aber möglicherweise bislang für weniger bedeutend oder einfach als dazugehörig angesehen haben.

Vielleicht ahnen Sie es schon: Diese komplexen Symptomkombinationen machen die Diagnose einer Angsterkrankung nicht ganz einfach. Sie wird noch dadurch erschwert, das Angst kein spezifisches Symptom ist, es tritt bei vielen psychiatrischen Erkrankungen auf.

MERKE Nicht jede krankheitswertige Angst ist Ausdruck einer Angsterkrankung.

Nicht jeder Betroffene, der Angst erlebt, hat also eine Angsterkrankung (in den Geschichten des ersten Kapitels sind es nur drei!), möglicherweise aber doch ein Problem, bei dem er professionelle Hilfe braucht.

Um Ihre Beschwerden möglichst genau kennenzulernen, werden Ärzte oder Psychotherapeuten Ihnen daher vermutlich folgende Fragen stellen, wenn Sie über Ängste klagen:

- Wovor haben Sie Angst?
- Was spüren Sie, wenn die Angst kommt?
- Was befürchten Sie konkret?
- Was tun Sie, wenn die Angst kommt?
- Wie lange hält die Angst an?
- Welche Aktivitäten oder Situationen vermeiden Sie?
- Wie häufig tritt die Angst auf?
- Wann ist sie das erste Mal aufgetreten?
- Hatten Sie so etwas schon einmal?

Dies alles sind Fragen, die sich im Wesentlichen auf die unterschiedlichen Formen von Angsterkrankungen und deren Verlauf beziehen.

Einige Menschen haben hierauf sehr rasch sehr konkrete Antworten: So würde Frau M. aus dem ersten Kapitel vermutlich sagen, dass sie Angst vor dem Einkaufen hat. Sie schwitzt dann, ihr Herz rast und sie befürchtet, dass sie umfallen könnte. Wenn die Angst aufkommt, verlässt sie daher, wenn irgend möglich, die Situation. Sie kann nicht genau sagen, wie lange die Angst anhält, sie befürchtet aber, dass sich die Angst ins Unerträgliche steigern könnte, deshalb vermeidet sie alle Situationen, in denen diese Angst auftreten könnte – dies sind im Moment vor allem Supermärkte, auch weil sie hier nicht so schnell den Ausgang erreichen kann, wie bei dem kleinen Tante-Emma-Laden um die Ecke. Auf die Frage nach der Häufigkeit würde Frau M. vermutlich sagen: »Immer wenn ich einkaufen gehe, manchmal aber auch schon, wenn ich nur daran denke!«

Wahrscheinlich könnte Frau M. auch eine konkrete Geschichte erzählen, wann die Angst beim Einkaufen das erste Mal aufgetreten ist: nämlich vor einem halben Jahr, nachdem sie wieder mal Ärger mit ihrem Chef hatte, zu spät aus dem Büro kam und fast vergessen hätte, dass abends die Schwiegereltern zum Essen vorbeikommen wollten. Vielleicht würde Frau M. die Frage nach dem ersten Auftreten aber auch so beantworten: »Die Angst beim Einkaufen ist das erste Mal vor etwa einem halben Jahr aufgetreten. Ich kann mich aber erinnern, dass ich kurz vor meiner Lehrlingsprüfung auch schon mal eine Phase hatte, in der ich Menschenmengen gemieden habe. Ich war damals so unter Druck: die Prüfung, die neue Stelle und mein Mann und ich wollten heiraten. Na ja, mit den Schwiegereltern gab es schon immer Meinungsverschiedenheiten. Die hätten für ihren einzigen Sohn halt gern etwas Besseres gehabt. Aber das mit den Menschenmengen, so bei Feiern und Festen, das hat sich irgendwann wieder gegeben. Wissen Sie, ich war dann einfach mit anderen Dingen beschäftigt.«

Auch Frau S. mit ihrer Angst vor Spritzen, könnte diese Fragen sehr klar und eindeutig beantworten, wenn auch ein bisschen anders und sehr viel zugespitzter als Frau M. Vermutlich würde sie eine erste Situation benennen, in der eine Arzthelferin bei der Blutentnahme mehrmals stechen musste, um eine Vene zu finden, oder ein Erlebnis aus der Kindheit schildern, wo der

Zahnarzt ihre Angst ignoriert und gesagt hatte, sie solle sich gefälligst zusammenreißen.

Frau D. hingegen würde über ihre Sorgen sprechen, die ihre Kinder, ihren Mann und ihre Eltern, vielleicht auch nahestehende Freunde, betreffen. Zu der Frage nach dem Vermeidungsverhalten würde sie wenig sagen, eher würde sie beklagen, dass sie ihre Gedanken daran, dass ihren Lieben etwas zustoßen könnte, nicht wegschieben kann. Wann diese Sorgen das erste Mal aufgetreten sind, wird sie nicht wissen. Vielmehr würde sie vermutlich Folgendes antworten: »Eigentlich war ich schon immer etwas ängstlich und vorsichtig. Und das ist irgendwann mit der Verantwortung für die Familie immer mehr geworden.«

Andere Menschen wie Herr F. zum Beispiel fühlen sich zwar von Angst geplagt und auch sehr beeinträchtigt, gleichzeitig können sie kaum eine der oben genannten Fragen klar und eindeutig beantworten: Sie können nur sagen, dass sie eigentlich vor allem Angst haben, sich irgendwie den ganzen Tag unwohl fühlen und sich am liebsten immer nur im Bett verkriechen möchten.

An die angstbezogenen Fragen werden sich Fragen nach körperlichen und psychischen Vorerkrankungen anschließen, nach ähnlichen Erkrankungen in Ihrer Familie sowie nach einigen anderen Beschwerden, an die Sie vielleicht noch gar nicht gedacht haben:

- Wie ist Ihre Stimmung?
- Kommen Sie zurzeit morgens schlechter aus dem Bett als Sie dies von sich kennen?
- Fühlen Sie sich morgens konstant schlechter als abends?
- Können Sie sich kaum zu etwas aufraffen?
- Haben Sie das Interesse an Dingen verloren, die Sie früher interessierten?

- Vermeiden Sie den Kontakt zu Menschen, die Ihnen nahestehen?
- Wie schlafen Sie zurzeit?

Ist die Grundstimmung schlecht, das Aufstehen im Vergleich zu früher deutlich erschwert, ziehen Sie sich zurück und finden schon seit mehr als zwei Wochen kaum noch Interesse für die Dinge, die Ihnen eigentlich am Herzen liegen, geht es Ihnen also ähnlich wie Herrn F., dann weist dies möglicherweise auf eine depressive Episode hin.

Wo Angst draufsteht, ist nicht immer Angst drin!

Depressionen werden häufig von Ängsten begleitet, manchmal auch so konkreten wie im Beispiel von Frau M., aber häufiger von Beschwerden, wie Herr F. sie schildern würde. Herr F. hat zwar »Angst«, aber keine »Angsterkrankung«.

Bei depressiven Episoden können auch klassische Panikattacken auftreten. Die meist vielgestaltigen »Angstanfälle« ohne konkrete Gefahrenannahmen sind jedoch häufiger. Typisch sind auch ganz diffuse Befürchtungen, die sich um persönliches Versagen ranken, um das Gefühl, »etwas nicht zu schaffen«.

Ein wesentliches Unterscheidungsmerkmal sind Schlafstörungen. Diese treten bei depressiven Episoden nahezu regelmäßig und teilweise mit einer besonderen Rhythmik auf, nämlich in den frühen Morgenstunden. Bei reinen Angsterkrankungen ist das nicht der Fall, dort kommen zwar Schlafstörungen auch gelegentlich vor, aber nicht in Form einer vorrangigen Beschwerde. Im Gegenteil: Viele Menschen mit Angsterkrankungen schildern, dass sie gut schlafen können.

Gefragt nach Vorerkrankungen geben depressiv Erkrankte außerdem meist an, dass sie so starke Ängste oder Panikattacken vorher nicht kannten.

Diese Abgrenzung führt nicht nur zu einer anderen Diagnose, sondern hat auch Auswirkungen auf die Behandlung, weshalb die genaue Beantwortung aller ärztlichen und psychologischen Fragen so wichtig ist. Mancher Betroffene, der über quälende Ängste berichtet, ist irritiert, wenn er den Zusammenhang der Fragen mit seinen Problemen nicht sieht. So kann es vorkommen, dass Sie im Erstgespräch gebeten werden, einfache Tests zu Ihrer Gedächtnisleistung durchzuführen – hier kann leicht die Vorstellung entstehen, nicht richtig ernst genommen zu werden. Das Gegenteil ist jedoch der Fall: Es ist Aufgabe Ihres Arztes bzw. Ihrer Therapeutin, alle möglichen Ursachen abzuklopfen und dazu gehört auch die Abgrenzung von einer beginnenden Demenzerkrankung, die mit Gedächtnisstörungen einhergeht. Denken Sie an Herrn K.! Auch Ängste, wie sie im Rahmen einer beginnenden Psychose auftreten und in der Geschichte von Herrn G. beschrieben sind, sind auszuschließen, bevor Ihnen spezifische Behandlungsmethoden für Angsterkrankungen empfohlen werden können.

Immer wird es auch Fragen geben, die sich auf Ihr Verhältnis zu Ihrer Familie, zu Ihren Freunden oder auch zu Ihnen fremden Mitmenschen beziehen. Wenn Sie sich an die Geschichten aus dem ersten Kapitel erinnern, können Sie sich vorstellen, warum es für eine gründliche Untersuchung nötig ist, ein möglichst genaues Bild von Ihrem Fühlen, Denken und Handeln in den angstbesetzten Situationen zu erhalten. Die jeweiligen Beschwerden sinnvoll einzuordnen, eine passende Diagnose zu stellen und entsprechende Therapievorschläge machen zu können, ist nur möglich, wenn die Gesamtsituation des Betroffenen bekannt ist.

Je genauer Ihr Gegenüber Sie befragt, desto eher können Sie beide ein für Sie stimmiges Modell zum Bedingungsgefüge Ihrer Erkrankung entwickeln.

Befunde einordnen

Viele Betroffene befürchten, unter einer körperlichen Erkrankung zu leiden, sodass für sie die Symptome Zittern, Schwitzen und Herzrasen oder auch das Gefühl, nicht richtig atmen zu können, zunächst im Vordergrund stehen. Tatsächlich können Ängste auch bei einigen körperlichen Erkrankungen, wie zum Beispiel Schilddrüsenfunktionsstörungen, auftreten. Deshalb ist es immer notwendig, körperliche Ursachen Ihrer Beschwerden auszuschließen, und wie bei Frau M. einige Routineuntersuchungen durchzuführen, meist verbunden mit einem EKG und einer Blutentnahme. Sind die Befunde unauffällig, fragen sich viele Betroffene, ob der Arzt nicht etwas übersehen hat, schließlich sind die Symptome ja sehr auffällig und auch unangenehm.

Die meisten Menschen mit Panikstörungen haben eine Odyssee an verschiedenen Facharztbesuchen hinter sich, da sie den negativen Ergebnissen von Tests und Untersuchungen nicht vertrauen. Manchmal geht dies auch mit der Befürchtung einher, der Arzt nähme an, man bilde sich die Beschwerden nur ein. Dies ist jedoch nicht der Fall! Wenn die üblichen Tests unauffällige Befunde ergeben, heißt dies lediglich, dass Sie nicht unter einer körperlich begründbaren Erkrankung leiden. Es ist aber möglich, dass Ihre Beschwerden andere, nämlich vermutlich seelische Ursachen haben. Dann wäre der nächste Schritt nicht der, zu einem weiteren Arzt zu gehen mit der Bitte, eine erneute Ultraschalluntersuchung durchzuführen, sondern der zu einem Psychiater oder zu einer Psychotherapeutin.

Hilfe suchen

Leider entschließen sich die meisten Betroffenen erst sehr spät, einen Psychiater aufzusuchen. Dies geschieht manchmal aus der Vorstellung heraus, für verrückt gehalten zu werden, möglicherweise zwangsweise in ein Krankenhaus eingewiesen zu werden und schließlich für immer eingesperrt zu bleiben und nie wieder nach Hause zu kommen.

Sie lächeln? Sie denken, diese Vorstellungen gehören der Vergangenheit an? Wenn dies so ist, dann werden Sie vermutlich die große Scheu, die manche Betroffene vor einem Besuch in einer psychiatrischen Praxis haben, nicht empfinden und mit dieser Hürde nicht kämpfen müssen. Gut für Sie!

Leider trifft dies aber nicht auf die Mehrzahl der Hilfesuchenden zu: Die meisten Betroffenen kommen erst nach vielen Jahren des Leidens zum Psychiater, manchmal obwohl der Hausarzt schon viele Male einen Facharztbesuch dringend empfohlen hat. Fragt man nach den Beweggründen, so lange gewartet zu haben, dann sind es in vielen Fällen die oben genannten. Also, um es klar und deutlich auszusprechen: Kein Psychiater wird sie mit Angstbeschwerden gegen Ihren Willen in eine Nervenklinik einweisen. Gefährden Sie nicht sich oder das Leben anderer Menschen, ist eine Einweisung gegen Ihren Willen sehr schwierig. Selbst in Fällen, in denen Angehörige und Freunde von Betroffenen eine Einweisung wünschen, ist diese vielfach gar nicht möglich.

Jenseits von Befürchtungen dieser Art sind mit einer frühen fachärztlichen Stellungnahme eigentlich nur Vorteile verbunden: Sie wissen, woran Sie sind, bekommen eine kompetente Einschätzung Ihrer spezifischen Situation und gewinnen allein dadurch eine Menge Sicherheit, auch wenn die Beschwerden zunächst noch weiter bestehen. Der Besuch beim Psychiater unterschiedet sich im Prinzip in nichts von einem Besuch beim Orthopäden: Er ist ein Facharzt, den Sie wegen eines speziellen Problems konsultieren, meist weil der Hausarzt eine Überweisung für sinnvoll erachtet. Sie können sich zu jeder Zeit entscheiden, ob sie den Rat dieses Fachmannes oder dieser Fachfrau annehmen – oder nicht.

Es kann natürlich auch sein, dass Ihnen Ihr Arzt rät, einen Psychotherapeuten aufzusuchen. Psychotherapeuten sind in Deutschland entweder Ärzte, dann ärztliche Psychotherapeuten genannt, oder Psychologen, dann psychologische Psychotherapeuten genannt. Beide können Ihre Behandlung über die gesetzlichen Krankenkassen abrechnen, sofern sie die Kassenzulassung haben. Bei anderen Psychotherapeuten liegen die Kosten bei Ihnen.

Es ist durchaus sinnvoll, Therapeuten nach ihrer Ausbildung und nach Ihrer Erfahrung im Umgang mit Angsterkrankungen zu fragen, wenn man einen Psychotherapieplatz sucht. Zwar gelten verhaltenstherapeutische Verfahren bei Angsterkrankungen als besonders geeignet, aber auch mit tiefenpsychologischen oder psychoanalytischen Methoden lassen sich Ängste bewältigen.

MERKE **Wichtiger als die Methode ist oft das Vertrauensverhältnis zwischen Psychotherapeut und Patient sowie ein Einvernehmen über das Behandlungsziel.**

Das gilt übrigens für beide Seiten. Anders als bei einem Psychiater oder praktischen Arzt unterliegt ein Psychotherapeut keiner Behandlungspflicht. Entsteht der Eindruck, dass sich kein hilfreiches Arbeitsbündnis entwickeln kann, ist die Durchführung einer Psychotherapie nicht sinnvoll. Nach einigen Probeterminen, sogenannten probatorischen Sitzungen (siehe hierzu auch S. 82), kann daher sowohl von Ihrer Seite als auch vonseiten des Therapeuten die Entscheidung getroffen werden, dass es besser ist, einen Kollegen oder eine Kollegin aufzusuchen. Dies ist ein normaler Vorgang, der auch Ihnen die Möglichkeit gibt, so lange zu suchen, bis Sie den Eindruck haben, dass Sie mit diesem Therapeuten oder mit dieser Therapeutin gut arbeiten können.

Psychotherapeuten, ob ärztlich oder psychologisch, werden Ihnen vorrangig mit dem Mittel des therapeutischen Gesprächs zu helfen versuchen. Bei psychologischen Psychotherapeuten erfolgt die Behandlung ausschließlich ohne Medikamente. Sollte der Hausarzt sich daher in der Diagnose nicht ganz sicher sein, wird er Sie vermutlich zunächst zu einem Facharzt für Psychiatrie überweisen. Insbesondere für die Kostenübernahme weiterer Behandlungsschritte durch Ihre Krankenkasse ist die korrekte Diagnose einer psychischen Störung Voraussetzung. Vonseiten des Psychiaters kann dann wiederum eine Überweisung zu einer Psychotherapeutin erfolgen, wenn er eine Psychotherapie für ausreichend hält oder wenn er Psychotherapie und Medikamentenbehandlung nicht zusammen übernehmen möchte.

Eine Vielzahl von Angstpatienten benötigt keine Medikamente, sodass pharmakologische Behandlungskompetenzen oft nicht notwendig sind. Sollte es für Sie leichter sein, sich bei einem psychologischen Psychotherapeuten Hilfe zu holen, können Sie deshalb auch direkt zu einem gehen. Wenn er eine psychotherapeutische Behandlung für angezeigt hält, wird er Sie allerdings bitten, bei einem Arzt vorstellig zu werden, um körperliche Ursachen Ihrer Beschwerden auszuschließen. Das geschieht zu Ihrer Sicherheit, ist aber auch Voraussetzung für den Antrag auf Psychotherapie bei Ihrer Krankenkasse.

Letztlich ist es nicht wichtig, wo Sie sich im ersten Schritt Hilfe suchen, sondern, dass Sie sich Hilfe suchen.

MERKE **Der Schlüssel zur Verringerung Ihrer Ängste ist, dass Sie sich mit Ihren Sorgen einem anderen Menschen anvertrauen.**

Sagen Ihnen nahestehende Menschen, dass Sie froh wären, wenn Sie einem Arzt oder einer Psychologin von Ihren Ängsten berichten würden, sollten Sie dies auch tun – selbst wenn Sie das für unsinnig halten, weil Sie sich nicht als krank bezeichnen würden. Gerade bei psychischen Störungen ist die Wahrnehmung von Freunden oder Familienangehörigen manchmal zutreffender als die eigene.

Vielleicht erleichtern Ihnen die folgenden Informationen den Schritt, Hilfe zu suchen: Angststörungen sind vergleichsweise häufige und gut behandelbare Erkrankungen. In der Allgemeinbevölkerung erkranken etwa 15 % der Erwachsenen irgendwann im Laufe ihres Lebens an einer Angststörung. Insbesondere bei rasch einsetzender psychiatrisch-psychotherapeutischer Behandlung sind die meisten Menschen innerhalb weniger Monate wieder in der Lage, dauerhaft ihren Alltag zu meistern.

Um Ihre eigene Haltung hierzu zu überprüfen, können Sie die folgenden Fragen nutzen:

- An welche Person würden Sie sich wenden, wenn Sie eines der Probleme bei sich bemerken würden, die in den Fallgeschichten des ersten Kapitels dargestellt sind?
- An welche Person würden Sie sich auf keinen Fall wenden?
- Was wäre Ihre größte Sorge, die Sie mit einem Gespräch verbinden?
- Was wäre Ihre größte Hoffnung?
- Welchen Rat würden Sie auf keinen Fall annehmen?
- Was würde es Ihnen so schwer machen, diesen Rat anzunehmen?
- Was könnte es Ihnen erleichtern?

Häufige Diagnosen bei Angsterleben

Die Erscheinungsformen der Angst sind vielfältig, was – wie wir in den vorherigen Kapiteln gesehen haben – ihre Unterscheidung und Abgrenzung nicht immer ganz einfach macht. Nach der international gebräuchlichen Klassifikation der Diagnosen ICD-10 (**I**nternational **C**lassification of **D**isease, 10. Ausgabe) werden insbesondere die Gruppen der spezifischen Phobien, der Panikstörungen und der generalisierten Ängste unterschieden. Auf Überweisungsscheinen finden Sie dann eine Nummer mit dem vorangestellten Buchstaben F: der Buchstabe F bezeichnet die Gruppe der psychischen Störungen insgesamt, die Nummer dahinter Ihre spezifische Erkrankung. Manche Patienten haben zum Beispiel ausschließlich Angst vor einzelnen Objekten (zum Beispiel Tieren) oder Situationen wie Frau S., das wird als spezifische Phobie bezeichnet (F 40.2). Andere leiden unter Panikattacken, die nicht an Situationen gebunden sind

(Panikstörung, F 41.0). Manche Patienten haben starke, an verschiedene Situationen gebundene Ängste (Agoraphobie, F 40.0), was auch mit Panikattacken kombiniert auftreten kann wie bei Frau M. Wieder andere haben Ängste in sozialen Situationen (soziale Phobie, F 40.1). Einige Patienten machen sich ständig über alles mögliche Sorgen und befinden sich in einem Zustand genereller Anspannung (generalisierte Angststörung, F 41.1), dies betrifft Frau D.

Natürlich kommt es auch vor, dass Patienten von Ängsten berichten, die sich nur schwer in diese Kategorien einordnen lassen, aber vom Verlauf her als Angsterkrankungen anzusprechen sind. Wichtig zu wissen ist, dass sich alle diese Bezeichnungen und Einordnungen an der Beschreibung der Beschwerden orientieren und keine Aussagen über mögliche Ursachen treffen.

Mit Recht werden Sie jetzt fragen, was denn mit den anderen Personen aus dem ersten Kapitel los ist, mit Herrn F., Herrn G., Frau B., Herrn A. und Herrn K. In der Tat leiden diese nicht unter Angsterkrankungen.

Bei Frau B. haben Sie vielleicht schon darüber nachgedacht, ob ihre Beschwerden nicht »normal« und ihrer Lebenssituation geschuldet sind. Offensichtlich schafft sie auch ihre alltäglichen Aufgaben und fühlt sich durch ihre Freundinnen unterstützt. Deshalb würde ein Psychiater vermutlich keine Diagnose stellen und Frau B. eher über Beratungsstellen informieren, die in Familien- und Eheangelegenheiten Erfahrung haben.

In allen anderen Geschichten werden krankheitswertige Beschwerden dargestellt und in allen diesen Geschichten kann etwas getan werden, wenn auch häufig etwas anderes erforderlich ist als bei Angsterkrankungen. Aber auch hier gilt: je früher eine Diagnose erfolgt und die Behandlung einsetzt, desto besser.

Sollte es Ihnen wie Herrn A. gehen, wo dieser Grundsatz nicht ganz passt, wird auch hier die Information, wann welche Hilfen für Sie nützlich sind, Ihre Verunsicherung lindern, weil Sie dann wissen, was Sie wann tun können. Die Erkrankung nennt man übrigens »Posttraumatische Belastungsstörung« und sie würde mit der Nummer F 43.1 auf einem Überweisungsschein bezeichnet werden.

Im Fall von Herrn G. wie auch im Fall von Herrn K. liegen, wie schon beschrieben, völlig andere Diagnosen nahe: So wäre bei Herrn G. zu klären, ob es sich nicht um eine Psychose handelt. Hierzu sind aber weitere Informationen nötig, die über die Beispielgeschichte hinausgehen. Bei Herrn K. stehen die Gedächtnisstörungen offensichtlich im Vordergrund, sodass hier eine gründliche organische Untersuchung sinnvoll ist.

Dies trifft auch auf Herrn F. zu. Zwar geht die weit überwiegende Mehrzahl der depressiven Erkrankungen nicht mit schwerwiegenden körperlichen Krankheiten einher, dennoch ist deren Ausschluss durch einen Arzt wichtig, um die passende Behandlung einleiten zu können. Wundern Sie sich also nicht, wenn Ihr Arzt bei diesen Beschwerdebildern etwas gründlicher hinsieht: Es dient im Sinne einer einmaligen gründlichen Abklärung Ihrer Sicherheit und ist einem Erstgespräch in jedem Fall angemessen und sinnvoll.

Was die Ursachen von Angsterkrankungen angeht, so wird zurzeit von einer Reihe biologischer wie auch psychosozialer Faktoren ausgegangen, die ineinandergreifen müssen, bevor sich eine Angststörung manifestiert.

Es scheint so zu sein, dass Menschen, die an einer Angsterkrankung leiden, eher als andere in ihrem Gehirn eine Gefahrenmeldung produzieren, die nicht mehr unterdrückt werden kann, sondern rasch das ganze Denken beherrscht. Bildlich gesprochen wird bei ihnen der Schalter mit der Aufschrift »lebensbedrohliche Gefahr« schneller umgelegt als bei Menschen, die keine Angsterkrankung haben. Die meisten Menschen erleben irgendwann in ihrem Leben eine Angstattacke, durchaus auch eine solche, die Todesängste auslöst, doch nur wenige entwickeln anschließend eine Panikstörung. Sie machen die Erfahrung, dass die Attacke spätestens nach 20 Minuten vorbei ist und nicht wieder kommt. So wächst auch nicht die Angst vor der Angst, die den Teufelskreis der Angst unterhält.

Bevor sich eine Angststörung entwickelt, müssen weitere Faktoren hinzutreten: eine lang anhaltende Anspannungs- oder Belastungssituation, sei es familiär oder beruflich. Ist der Mechanismus einmal in Gang gekommen, führt bereits die gedankliche Beschäftigung mit dem Objekt der Angst zu einer sogenannten Energiebereitstellungsreaktion. Die Grafik (in Anlehnung an Clarke 1986) auf der folgenden Seite macht dies deutlich.

Der Einstieg in den Angstkreis kann von jeder Position aus erfolgen: Sie sitzen zum Beispiel in der Straßenbahn. Sie nehmen wahr, wie eng gedrängt die Menschen um Sie herum stehen. Ihnen wird klar, dass Sie die Bahn nicht verlassen können, dass

Angstkreis

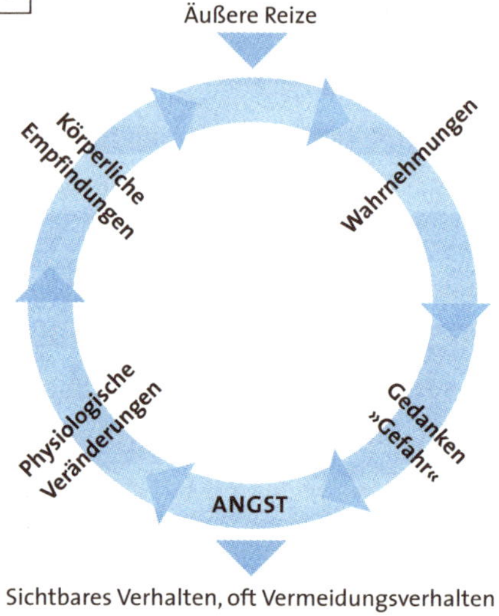

der Weg zum Ausgang versperrt ist. Hoffentlich passiert jetzt nichts, hoffentlich leert sich die Bahn, bis Sie an Ihre Haltestelle kommen! Sie spüren, wie die Angst kommt. Darauf stellt sich Ihr Körper ein: Angst ist für ihn ein Zeichen, Energie bereitzustellen, um Sie in die Lage zu versetzen, gegebenenfalls zu flüchten oder zu kämpfen. Der Blutdruck steigt, die Pulsfrequenz auch. Sie fangen an zu schwitzen, fühlen sich gespannt wie ein Bogen.

Beginnen Sie nun den Kreis bei dem Gedanken, Sie müssten eine Straßenbahn benutzen. Mit der Erinnerung an die letzte überfüllte Straßenbahn und Ihre Angst darin, reicht möglicherweise schon der Gedanke an die Straßenbahnlinie 3, die vor Ihrem Haus hält, dass Sie Schweißausbrüche bekommen und fürchten, auf der Stelle zu sterben.

MERKE **Die Angst nährt sich quasi selbst, indem eine körperliche Stressreaktion mit einer bestimmten Situation verknüpft und »gelernt« wird.**

Dieser Mechanismus ist zwar besonders typisch bei Panikstörungen, kann aber auch im Rahmen anderer Angsterkrankungen auftreten.

Wechselwirkungen zwischen Gefühlen und Gedanken

Um Ihnen eine Vorstellung davon zu vermitteln, wie eine solche Verknüpfung aussehen kann, möchten wir Ihnen im Folgenden von unterschiedlichen Situationen erzählen, in denen Menschen ein verändertes körperliches Befinden registrieren und dies mit dem Gefühl »Angst« benennen.

Kennen Sie die folgende Situation? Samstagmittag in einem Kaufhaus: Einige Menschen, die sich überhaupt nicht kennen, stehen in einem Fahrstuhl eng beieinander, alle sind mehr oder weniger gestresst vom Wochenendeinkauf. Es mischen sich unterschiedliche, nicht immer angenehme Körpergerüche, die Atmosphäre ist von Ungeduld geprägt und man kommt sich näher, als das persönliche Bedürfnis nach räumlichem Abstand eigentlich für angemessen halten würde: also viele unangenehme Gefühle auf einmal!

Wer in dieser Situation das Herz rasen spürt, wem die Hände schwitzen, wer sich dann auch noch mit dem Gedanken beschäftigt, dass der Fahrstuhl stecken bleiben könnte, findet leicht den Begriff »Angst« für sein Befinden. Wenn Sie sich jedoch an die Darstellung des natürlichen Abstandsbedürfnisses eines jeden Menschen erinnern (s. S. 28), werden Ihnen aber vermutlich auch die Begriffe » Crowding« bzw. »Verletzung der Intimsphäre«, »Ekel« oder »Ärger« darüber, ständig jemandem Platz machen zu müssen, zur Beschreibung der Situation im Fahrstuhl einfallen.

Weniger gut informierte Betroffene werden gleichwohl auf dem Begriff der Angst beharren, indem sie auf Gefahren hinweisen, die eintreten könnten: die Luft im Fahrstuhl könnte nicht ausreichen, der Fahrstuhl könnte stecken bleiben, sodass man schließlich ersticken könnte.

Haben Sie bemerkt, wie viel »könnte« sich im letzten Satz befinden? Es sind drei! Bei Licht und in Ruhe betrachtet ist der Erstickungstod im Fahrstuhl ziemlich unwahrscheinlich. Wird dieser Gedankengang besprochen, so entgegnen viele: »Aber Sie können sich gar nicht vorstellen, wie ich mich gefühlt habe. Es war, als habe mein letztes Stündlein geschlagen!«

Was ist passiert?

Der Betroffene hat die Veränderungen in seinem Körper wahrgenommen: Herzrasen, Schwitzen, möglicherweise Zittern – beunruhigende Beschwerden, die er sich nicht erklären kann. Jetzt kommt der oben beschriebene »Schalter« ins Spiel: Der Betroffene bewertet diesen Zustand als Gefahr und schon ist das Gefühl »Angst« da – mit allem was dazugehört; gerade so als säße ein aus dem Zoo entlaufener Tiger direkt vor ihm. Dass es sich eigentlich um ein gewöhnliches unangenehmes Empfinden beim Aufeinandertreffen von Menschen auf engstem Raum handelt, ist dem Betroffenen in der Situation nicht klar.

Ähnliches ist auch bei Menschen festzustellen, die Angst vor Spinnen haben: In Europa gibt es keine lebensbedrohlichen Spinnenarten; das Herzrasen und die feuchten Hände mit Angst zu erklären, macht deshalb in unseren Breiten keinen Sinn! Wenn Sie jedoch den oben beschriebenen Mechanismus unterstellen, dann empfindet der Betroffene beim Anblick einer Spinne allerdings mehr oder weniger ausgeprägte körperliche Anzeichen von Unbehagen oder Ekel. Wird nun der Schalter

»Gefahr im Verzug« umgelegt, dann wird leicht »Angst« daraus. Vermutlich hat der Betroffene aber nur eine verstärkte Ekelreaktion, die durch die eigene Lebensgeschichte oder die Erziehung geprägt wurde.

Die folgende Tabelle zeigt weitere Situationen, die ähnliche körperliche Symptome hervorrufen wie Angst:

Gefühle, die ähnliche körperliche Reaktionen auslösen können wie Angst

Situation	Gefühle
Fahrstuhl	»Crowding«, Ekel und / oder Ärger
Kaufhaus	
Öffentliche Verkehrmittel	
Theater, Kino, Menschenmengen	
Autofahren	Ungeduld, Ärger
Spinnen	Ekel / Schreck
Hunde	Schreck / Gefahr
Unerwartetes	Schreck
Soziale Situationen	
– sich blamieren	Scham / Peinlichkeit
– sich ungerecht behandelt fühlen	Ärger / Wut
– sich behindert / blockiert fühlen	Ärger / Wut

MERKE **Herzrasen, Schwitzen oder Zittern müssen nicht automatisch darauf hinweisen, dass das zugrunde liegende Gefühl »Angst« ist: Es kann auch etwas ganz anderes sein.**

Diese Unterscheidung hat Folgen, denn es gilt, sich mit diesen Gefühlen auseinanderzusetzen. Dann müssen Sie vielleicht mit Ihrem Therapeuten nicht über Angst reden, sondern über Scham- und Ekelgefühle.

Schwieriger zu analysieren sind Situationen, in denen es um das tägliche Miteinander geht. Stellen Sie sich einmal vor, Sie haben ein Problem mit Ihrem Vorgesetzten. Schon seit Wochen erledigen Sie stumpfsinnige Tätigkeiten, wo Sie doch aus Ihrer Sicht wesentlich dringender im Bereich XY gebraucht würden. Leider hat Ihr Chef bisher nicht auf Ihre vorsichtigen Andeutungen reagiert. Sein Führungsstil gilt als autoritär und Ihnen selbst fällt es nicht leicht, Konflikte offen auszutragen. Bei Ihnen zu Hause ist derzeit auch weniger Frieden, als Sie es sich wünschen. Die älteste Tochter hat einen Freund und verbringt kaum noch Zeit zu Hause, und der Junior macht seine Hausaufgaben wieder einmal eher sporadisch. Wenn Sie darüber klagen, sagt Ihre Frau Ihnen, Sie sollten mehr Verständnis für die Kinder aufbringen. Manchmal haben Sie den Eindruck, sie fällt Ihnen damit in der Erziehung der Kinder in den Rücken.

In dieser Lebenssituation entwickeln Sie ohne ersichtlichen Grund plötzlich Ängste vor dem Autofahren. Sie haben erhebliche Schwierigkeiten, morgens den Weg zur Arbeit und am Abend nach Hause zu bewältigen. Sie schwitzen, Ihr Herz rast und Sie fürchten, Sie könnten beim Fahren einen Herzinfarkt erleiden. Nachdem Sie sich schließlich zum Hausarzt begeben haben, stellt dieser fest, dass Ihr Herz kerngesund ist, die Laborwerte vorbildlich sind und Sie seiner Meinung nach »nichts haben«.

Ein psychologisches Erklärungsmodell für diese Geschichte könnte folgendermaßen lauten:

Statt Ihrem Ärger gegenüber dem Chef Luft zu machen, haben Sie lieber versucht, mit vorsichtigen Andeutungen zu operieren. Diese haben jedoch nicht gefruchtet. Zu Ihrem Ärger auf

Ihren Chef ist noch der Ärger auf Ihr Unvermögen gekommen, sich anders zu verhalten.

Die Situation zu Hause ist auch eher eine »Ärgersituation« als eine Angstsituation: Neben Ihrem Ärger über das Verhalten von Tochter und Sohn, würden Sie sich vor allem von Ihrer Frau mehr Unterstützung wünschen. Allerdings schaffen Sie es nicht, Ihr das offen zu sagen, sondern bleiben bei dem unausgesprochenen Wunsch. All dies führt zu permanenter, vielleicht schon monatelanger Anspannung. Entspannung ist nicht in Sicht und Ihr Körper benimmt sich, als müsste er permanent bereit sein, gegen einen Tiger zu kämpfen. Nicht zufällig beim Autofahren – einer hervorragenden Gelegenheit, die zu erwartenden oder bereits eingetroffenen Ärgernisse des kommenden oder zurückliegenden Arbeitstages zu bedenken –, »entscheidet« sich Ihr vegetatives Nervensystem, auf diese Daueranspannung zu reagieren. Ihr Gehirn gehört offenbar zu denen, die sehr leicht Gefahrenmeldungen produzieren, und prompt sind Sie nicht mehr in der Lage, die eigentliche Botschaft Ihres entgleisenden vegetativen Nervensystems zu verstehen: die gut gemeinte Meldung Ihres Körpers, dass die dauernde Anspannung ohne Entspannung Ihnen nicht guttut.

Wichtig zum Verständnis ist, dass es sich hierbei um zwei verschiedene »Sollbruchstellen« handelt: das vegetative Nervensystem mit seiner individuellen Neigung, bei Überbelastung zu entgleisen, und die gedankliche Bewertung der Situation in Form einer »Gefahrenmeldung«. Beide Phänomene können als »Schwachstellen« kombiniert oder auch unabhängig voneinander bei unterschiedlichen Personen vorkommen.

Die voreilige Bewertung einer Situation als Gefahr ist vielleicht etwas verständlicher, wenn wir uns klarmachen, dass Fühlen und Denken zwar zwei unterschiedliche Dinge sind, wir aber selten das eine ohne das andere tun. Wenn wir die körperlichen Begleiterscheinungen unserer Gefühle nicht direkt deuten können, suchen wir ganz automatisch nach Erklärungen. Wir fangen an, uns Gedanken darüber zu machen, was in einer unangenehmen Situation alles passieren könnte: zum Beispiel, dass wir im Fahrstuhl gegen die stark parfümierte Frau gedrückt werden, wenn noch mehr Leute einsteigen (Ekel), dass wir ersticken müssen, wenn der Fahrstuhl stecken bleibt (Gefahr). Oder dass wir mitten in einer Theatervorstellung viele Mitbesucher stören, wenn wir den Ort verlassen wollen (Scham) und wir deshalb nicht rechtzeitig den Ausgang oder das Telefon erreichen, um einen Arzt zu rufen (Gefahr). Wir könnten uns überhaupt zu weit vom nächsten Arzt oder Krankenhaus entfernen, sodass Hilfe nicht rechtzeitig erreichbar ist (Gefahr). Oder wir könnten die Kontrolle verlieren und uns in diesem unerklärlichen, aber wahrscheinlich gefährlichen körperlichen Zustand nicht mehr selbst helfen (Gefahr). Dann könnten Personen, die zugegen sind, womöglich denken, dass wir betrunken sind (Scham).

Alle diese Gefühle haben ganz unterschiedliche Botschaften, wie die nebenstehende Tabelle veranschaulicht.

Zuallererst aber versuchen Ihnen Wut, Ärger, Ekel oder Sorgen mitzuteilen, dass etwas nicht in Ordnung ist und dass Sie etwas verändern sollten. Noch mehr: Alle diese Gefühle markieren nicht nur einen Veränderungsbedarf, Sie stellen Ihnen

Gefühl	Botschaft
Panik	Kämpfe! Flüchte! Rette dein Leben!
Angst	Sorge für Sicherheit / Schutz!
Schreck	Vorsicht! Was ist hier los?
Wut	Behebe die (massive) Behinderung / Blockade!
Ärger	Behebe die (mäßige) Behinderung / Blockade!
Sorge	Plane! Denk nach! Bereite dich vor!
Ekel	Vorsicht! »Finger weg«! Vergiftungsgefahr!
»Crowding« / Verletzung der Intimsphäre	Bleib mir vom Pelz!
Scham	Bereite dich gut vor, damit du dich nicht blamierst!
Misstrauen	Lass dich nicht übervorteilen / betrügen!

auch die Energien zur Verfügung, die Sie brauchen, um Veränderungen herbeizuführen, d. h. um zu handeln.

Bei Lebensgefahr heißt die Botschaft offensichtlich: »Rette dich, nimm die Beine in die Hand, lauf um dein Leben oder verteidige es, kämpfe!« Bei Sorge ist die Botschaft indes eher: »Mach dir gründlich Gedanken!«, »Bedenke alles!«, »Hast du auch wirklich alles bedacht?«, »Wenn du alles bedacht hast, was ist der nächste Schritt, was kannst du tun?«

Das bereitgestellte Energieniveau bei Lebensgefahr ist natürlich viel höher als bei Sorgen oder Ekel, aber im alltäglichen Miteinander treten Gefühle selten isoliert auf und summieren sich. Ein Beispiel:

Sie sind unter Zeitdruck und müssen im Gewimmel der Fußgängerzone immer wieder jemandem ausweichen, gleichzeitig haben sie den Kopf voller Gedanken, was Sie alles an diesem Tag nicht vergessen dürfen, was noch erledigt werden muss. Sie ärgern sich über die Behinderung durch die Massen entgegenkommender Menschen, aber auch über die gemächlich vor Ihnen schlendernden Familien, die offensichtlich alle Zeit der Welt haben. Sie brauchen die Ärgerenergie zum einen für Ausweichmanöver, zum anderen dafür, um auf sich aufmerksam zu machen. Immer wieder müssen Sie sagen: »Entschuldigen Sie bitte, darf ich mal vorbei?« Es könnte ferner sein, dass Sie sich seit einiger Zeit schon Sorgen um Ihre Mutter machen: Sie hat schon wieder keinen Arzttermin vereinbart, obwohl sie in den letzten Monaten deutlich an Gewicht verloren hat und sich stets sehr erschöpft fühlt. Zu diesen Sorgen, die Sie sich um die Gesundheit Ihrer Mutter machen, gesellen sich Vorwürfe, dass Sie sich nicht durchsetzen konnten, dass Sie wieder einmal zu wenig beharrlich waren.

Einzelne Ärger- oder Sorgengedanken lösen zwar nur geringere Energiebereitstellungsreaktionen aus, aber: »Viel ein Wenig macht ein Viel!« Das heißt, dass viele Ärger- oder Sorgengedanken zu dem gleichen Effekt führen können, wie eine »Lebensgefahrmeldung«.

MERKE **Viele Ärger- oder Sorgengedanken können das »Stressfass« so volllaufen lassen, dass es »überläuft«. Das fühlt sich dann vielleicht wie Angst an, ist aber im Ursprung gar nicht so selten eine große Menge angesammelter Gefühle von Wut, Ärger und Sorgen.**

So kann sich hinter einer Angsterkrankung bei gründlicher Betrachtung eine »Ärgererkrankung« verstecken. Zur Überwindung der Ängste ist es dann dementsprechend notwendig, sich nicht nur mit der Bewältigung von Situationen zu beschäftigen, in denen Sie »Angst« spüren, sondern auch mit Ihrem Ärger.

Was Sie tun können

Nun, wo Sie verschiedene Angstauslöser kennengelernt haben und auch eine Vorstellung davon haben, wie Ängste am Leben bleiben, ist es an der Zeit, sich den eigenen Ängsten zu nähern. Wenn Sie dieses Buch gekauft haben, weil Sie denken, Sie könnten ein Problem mit Ihrer Angst haben und vielleicht unter krankheitswertigen Ängsten leiden, dann lohnt es sich, zunächst einmal sich selbst die von professionellen Helfern zu erwartenden Fragen zu beantworten:

Checkliste Angst

- ☐ Wovor haben Sie Angst?
- ☐ Was spüren Sie, wenn die Angst kommt?
- ☐ Was befürchten Sie konkret?
- ☐ Was tun Sie, wenn die Angst kommt?
- ☐ Wie lange hält die Angst an?
- ☐ Welche Aktivitäten oder Situationen vermeiden Sie?
- ☐ Wie häufig tritt die Angst auf?
- ☐ Wann ist sie das erste Mal aufgetreten?
- ☐ Hatten Sie so etwas schon einmal?

Gefahrgedanken identifizieren und erste Schritte unternehmen

Der vielleicht wichtigste Schritt zur Angstbewältigung besteht darin, die angstauslösenden Gedanken zu erkennen und zu unterscheiden. Erst dann lässt sich eine für Sie passende Strategie entwickeln.

Wenn Sie z. B. Angst haben umzufallen, dann sollten Sie sich eine Situation, in der dies aus Ihrer Sicht passieren könnte, in kleinen Schritten ganz genau vorstellen: Welche Beschwerden stellen sich ein? Wenn Ihnen z. B. etwas schwindelig wird, Sie anfangen zu schwitzen, was ist dann der nächste Gedanke: »Wenn ich jetzt bloß nicht umfalle?« oder »Was sollen die Leute denken?« oder »Wer wird mir helfen können?«. Und nehmen wir einmal an, Sie würden wirklich umfallen: Wie lange, denken Sie, könnte dieser Zustand andauern? Was wäre aus Ihrer Sicht das Schlimmste, was passieren könnte? Bedeutsam ist schließlich, dass Sie auch darauf schauen, wie sich die Situation weiterentwickelt, sollten Ihre Befürchtungen eintreffen. Was stellen Sie sich konkret vor? Dass Menschen über Sie lachen oder dass jemand fragt, ob er Ihnen helfen kann?

Angst- und Panikattacken

Wenn Sie zum Beispiel wie Frau M. fürchten, dass Sie in einer bestimmten Situation sterben, verrückt werden, die Kontrolle verlieren oder in Ohnmacht fallen könnten, obwohl die Ärzte festgestellt haben, dass mit Ihrem Körper alles in Ordnung ist, dann könnte folgende Strategie nützlich sein:

Denken Sie an Ihre letzte Angstattacke zurück und überlegen Sie, welchen Ideen und Fantasien welchen Beschwerden vorausgegangen sind. Wovor genau hatten Sie Angst? Wie wahrscheinlich wäre es von heute aus gesehen gewesen, dass Ihre Befürchtungen eintreten? Wie hat sich die Angst bemerkbar gemacht?

Möglicherweise werden Sie dabei feststellen, dass eine zu intensive Selbstbeobachtung Ihres Körpers die Beschwerden verstärkt. Es kann auch passieren, dass die Fülle von Eindrücken eine so an einzelnen Gedanken orientierte Erinnerung und deren Beschreibung nicht mehr erlaubt. Dann kann es hilfreich sein, ein kleines Heft mit sich zu führen, um möglichst direkt im Anschluss an die Angstattacke die Beobachtungen zu notieren. Sie können Ihre Fragen auch vorab in Ihr Heft eintragen, um dann im gegebenen Fall nur noch die Antworten daneben schreiben zu müssen.

Eine solche strukturierte »Buchführung« erfasst allerdings nur die Symptomatik: also die Beschwerden und ihre Bewertung. In jedem Fall sollten Sie auch bedenken, welche Bedingungsfaktoren in Ihrer Lebenssituation schon seit Längerem oder aktuell als Belastungsfaktoren angesehen werden können. Es lohnt sich nicht nur zu fragen, wie es zum Beispiel dazu kommt, dass Ihnen im Fahrstuhl »heiß und kalt« wird und was das mit dem Fahrstuhl zu tun haben könnte, sondern auch zu überlegen, was Sie derzeit so wenig widerstandsfähig gegen Körpergerüche anderer Menschen und deren Nähe macht.

MERKE **Im Rahmen einer genaueren Analyse Ihrer Beschwerden ist nicht nur die Beschreibung der einzelnen Symptome und der damit verknüpften Gedanken nötig, sondern auch eine Analyse Ihrer Belastungen.**

Dies können Belastungen im Sinne von vielen Überstunden oder Ähnlichem sein. Belastungen können sich aber auch auf belastende Konflikte im beruflichen oder privaten Bereich erstrecken – oder auf einer Mischung aus diesen Aspekten beruhen. Ein Vorschlag zur strukturierten Selbstbeobachtung finden Sie ab Seite 72.

Wenn Ihre Angstgedanken sich wie bei Herrn F. vor allem darum drehen, ob und wie Sie Ihre Arbeit oder die bevorstehenden Tagesaufgaben bewältigen können – und Sie sich insgeheim schon scheitern sehen –, wird Ihnen eher eine andere Strategie helfen:

Verschaffen Sie sich einen genauen Überblick darüber, welche Aufgaben anliegen und entwickeln Sie einen persönlichen Tages- bzw. Wochenarbeitsplan. Überprüfen Sie dann regelmäßig am Ende des Tages, ob und wie viel Sie wirklich geschafft haben. Bewerten Sie Ihre Tagesleistung mit einer Note.

Möglicherweise werden Sie dabei feststellen, dass Sie etwa im Vergleich zu Ihren Kolleginnen oder Kollegen regelmäßig sehr viel von sich erwarten, mehr als Sie schaffen können und müssen. Oder dass Sie – egal wie viel Sie geschafft haben – immer an sich selbst herummäkeln und sich selbst nicht einmal den kleinsten Fehler verzeihen. Wahrscheinlich werden die Tages- bzw. Wochenarbeitspläne auch aufdecken, dass Sie Freizeit und Erholung über einen längeren Zeitraum stark vernachlässigt haben, sodass Sie auch diesem Bereich eine besondere Aufmerksamkeit widmen sollten.

MERKE **In einen Tages- bzw. Wochenplan gehören nicht nur Aufgaben, sondern auch Pausen.**

Entscheidend ist es, realistische Arbeits- und Zeitpläne aufzustellen und realistische Bewertungsmaßstäbe anzulegen. Geben Sie sich selbst eine Chance, sich positiv bewerten zu können!

Bei den Menschen, deren Ängste sich wie bei Frau D. vor allem um andere drehen, besteht die wichtigste Strategie darin, sich sorgenfreie Intervalle zu schaffen:

Wälzen Sie dazu Ihre belastenden Themen nicht stets und ständig im Kopf, sondern bringen Sie Ihre Sorgen aus Ihrem Kopf, indem Sie alle Befürchtungen aufschreiben. Verschaffen Sie sich erst einmal einen gründlichen Überblick.

Anschließend können Sie Ihre Gedanken daraufhin »abklopfen«, ob Sie etwas tun können, also überhaupt einen Einfluss haben. Wenn dem so ist, gilt es entsprechende Strategien zu entwickeln, damit Sie diese wenn nötig einsetzen können. Legen Sie auch fest, wann dieser Zeitpunkt gekommen ist. Nun haben Sie einen Plan und müssen nicht mehr ständig daran denken, was ist, wenn ...

MERKE **Bei Dingen, die Sie überhaupt nicht beeinflussen können, lautet die Aufgabe: abwarten und Tee trinken.**

Das dürfen Sie auch wörtlich nehmen. Wie das helfen soll? Ganz einfach: Statt zum Beispiel zu überlegen, ob Ihr Mann die Fahrt vom Büro heil übersteht, konzentrieren Sie sich auf die Auswahl des Tees, holen Ihre Lieblingstasse aus dem Schrank, stellen den Wasserkocher an, brühen den Tee auf, stellen die Eieruhr, bereiten ein Tablett vor, entscheiden, ob Sie den Tee mit Zucker, Honig oder ohne Süßungsmittel genießen möchten, wählen ein interessantes Hörbuch ... Und: Haben Sie in dieser Zeit an Ihre Sorgen gedacht?

Bei Menschen, deren Ängste auf dramatischen Erfahrungen beruhen – wie bei Herrn A. – gilt es, einen für Sie passenden Umgang mit diesen Erlebnissen zu finden. Und dieser sieht meist sehr anders aus, als das, was wir soeben für Frau D. vorgeschlagen haben. Die meisten Menschen, denen es wie Herrn A. geht, finden selbst eine solche Lösung, indem sie die traumatische Szene immer und immer wieder durchspielen, bis sie das Gefühl haben, im Wiederholungsfall ganz genau vorbereitet zu sein und zu wissen, was unter welchen Umständen getan werden kann. Die Strategie, sich abzulenken und an etwas anderes denken, würde nicht nur nicht greifen, sie wäre auch nicht hilfreich.

Das »Durcharbeiten« der traumatischen Erlebnisse wird durch den familiären und freundschaftlichen Austausch gefördert. Die Erfahrungen, sich mit seinen Erlebnissen anvertrauen zu können, ist für die Betroffenen existenziell.

Vielen Menschen hilft auch, ihre Geschichte aufzuschreiben. So finden sie nicht nur eine Sprache für das, was sie erlebt haben und fühlen. Allein der Vorgang des Aufschreibens schafft schon eine Distanz zu den Erinnerungen und wirkt damit entlastend.

Neben dem »Durcharbeiten« der traumatischen Erfahrungen ist es wichtig, dass der normale Alltag wieder Raum gewinnt. Für Angehörige und Freunde bedeutet das eine Gratwanderung: eine Thematisierung der Ängste sollte nicht verhindert werden, ihre Bewältigung aber auch keinen übergroßen Raum im Alltag einnehmen, zumindest nicht im ersten Vierteljahr.

MERKE **Der Grundsatz, sich so früh wie möglich in Therapie zu begeben, gilt bei traumatischen Erfahrungen nicht.**

Es scheint in uns Menschen eine Kraft zu geben, mit solchen Ereignissen leben zu lernen. Wenn wir an die Kriege und Lebensbedingungen unserer Vorfahren denken, leuchtet dies auch unmittelbar ein. Zeit heilt nicht alle Wunden, aber manche doch.

Angst vor anderen Menschen

Fühlen Sie sich der Geschichte von Herrn G. nahe, so stellt sich die Frage, ob Sie Ihrer Wahrnehmung trauen können. Da Sie das nicht selbst überprüfen können, sind Sie auf die Rückmeldung anderer angewiesen. Sie müssen sich also überlegen, wem Sie sich anvertrauen können und wollen. Schauen Sie noch einmal die Liste auf Seite 50 an und sprechen Sie möglichst bald mit einer Person, von der Sie sich sicher sein können, dass Sie Ihnen zuhört. Sollten Sie in Ihrem Bekannten- oder Verwandtenkreis niemanden finden, dann scheuen Sie sich nicht, eine örtliche städtische oder kirchliche Beratungsstelle aufzusuchen. Dort sind die Menschen dafür ausgebildet, anderen erst mal zuzuhören, auch wenn die Wahrnehmungen, die Sie beunruhigen, Ihnen selbst manchmal fremd erscheinen.

MERKE **Der wichtigste Schritt ist, mit anderen Menschen in Kontakt zu treten und diesen Kontakt aufrechtzuerhalten.**

Dann können Sie gemeinsam mit ihnen vielleicht folgende Fragen beantworten: Was ist geschehen? Was ist das Problem? Was sollte getan werden? Und sollte Ihnen jemand schließlich raten, einen Psychiater aufzusuchen, so tun Sie es einfach: Wie schon erwähnt, dieser kann Sie zu nichts zwingen. Haben Sie seinen

Rat eingeholt, können Sie sich immer noch entscheiden, ob Sie seiner Empfehlung folgen wollen oder nicht.

Angst vor dem Verlust von Fähigkeiten

Auch für den Fall, dass Sie sich wie Herr K. nicht sicher sind, ob Sie Ihrem Gedächtnis trauen können, ist es wichtig, sich mit anderen darüber auszutauschen: Am besten mit Menschen, die Sie und Ihren Alltag gut kennen. Fragen Sie Ihre Angehörigen und Freunde, ob sie auch schon manchmal gedacht haben, dass Sie etwas »schusselig« geworden sind und mehr vergessen als früher.

Da die meisten Menschen mit diesen Beschwerden das 50. Lebensjahr überschritten haben, kann es sein, dass Sie diese Fragen gern mit Ihren erwachsenen Kindern besprechen würden, sich aber auch davor fürchten, weil Sie noch nicht zum »alten Eisen« gehören möchten. Hier ist zugegebenermaßen Mut erforderlich. In aller Regel lohnt es sich aber, diesen Schritt zu gehen, besonders, wenn die Kinder nicht mehr mit ihnen zusammenwohnen. Mit dem Abstand von gelegentlichen Besuchen bemerken sie Veränderungen manchmal eher als zum Beispiel Ehe- oder Lebenspartner, die kleine Veränderungen in Ihren Alltagsgewohnheiten nicht so leicht als Unterschied zu Ihrem früheren Verhalten wahrnehmen können.

Wichtig ist auch die Beobachtung von Angehörigen, dass Sie möglicherweise anders als früher immer häufiger einfach nur im Sofa sitzen und nichts tun, also nicht lesen, fernsehen oder sich mit jemandem unterhalten, sondern einfach nur so dasitzen. Treten Ängste, so wie bei Herrn K. auf, ist es vielleicht auch so, dass Sie noch nie zuvor in Ihrem Leben eine psychische Erkrankung gehabt haben. Die Befürchtung, nun auf Ihre alten Tage »verrückt« zu werden, kommt dann noch hinzu. Doch gerade dann ist Ihnen ein Arztbesuch dringend anzuraten.

MERKE **Beginnende Beeinträchtigungen der Gedächtnisleistung sollten so früh wie möglich durch einen Arzt abgeklärt werden.**

Manchmal reicht schon die Umstellung von Medikamenten und eine regelmäßige Flüssigkeitszufuhr, um die alten Fähigkeiten wiederzugewinnen.

Es kann zum Beispiel sein, dass Medikamente, die Sie vielleicht schon jahrelang gegen einen zu hohen Blutdruck einnehmen, ersetzt werden müssen. Eine andere, häufige Ursache ist mangelnde Flüssigkeitszufuhr. Sie sollten dann darauf achten, dass Sie täglich mindestens zwei Liter Mineralwasser, Tee, Säfte oder anderes trinken, es sei denn, Sie leiden unter einer Erkrankungen der Nieren oder Ihr Hausarzt hat Ihnen aus anderen Gründen eine Einschränkung der Trinkmenge empfohlen.

Eines sollten Sie jedoch nicht tun: Quälen Sie sich nicht mit Gedächtnisaufgaben, wenn diese Sie ständig daran erinnern, was Sie alles nicht mehr können! Das Gehirn ist entgegen vieler Werbebroschüren und Filme leider kein Muskel, den man nur ausreichend trainieren muss, um »im Kopf fit zu bleiben«! Lösen Sie schon seit Jahren mit viel Freude Denksportaufgaben, so tun Sie dies weiterhin, aber nur so lange Sie auch Erfolge dabei haben. Sollte der Erfolg anders als Sie dies von sich kennen ausbleiben, versuchen Sie mit Ihren Angehörigen über gemeinsam Erlebtes ins Gespräch zu kommen und Ihre Erinnerungen aufzufrischen: das macht Freude, lässt Sie und Ihre Familie an viele angenehme Ereignisse zurückdenken und hilft Ihrem Gedächtnis.

Wie schon erwähnt, ist im Rahmen einer genaueren Analyse Ihrer Beschwerden nicht nur die Beschreibung der einzelnen Befindlichkeitsstörungen und der damit verknüpften Gedanken nötig, sondern auch und insbesondere eine Analyse Ihrer Belastungen. Um diesen auf die Spur zu kommen, können Sie sich z.B. eine Woche lang Notizen über Ihren Tages- und Wochenverlauf machen. Als strukturelle Hilfe schlagen wir Ihnen ein Wochenprotokoll vor (Vorlagen sind im Internet zu finden unter www.balance-verlag.de/buecher/angst/book/032.html).

Sie können dieses Protokoll nutzen, um Ihre Ängste und Ihre Belastungen zu beschreiben: Notieren Sie stichwortartig Aktivitäten oder Ereignisse und schreiben Sie das Ausmaß Ihrer Angst in Prozent daneben oder zählen Sie das Auftreten von Panikattacken mithilfe von Strichen. Gleichzeitig können Sie die Belastung dieser Aktivitäten und Ereignisse bewerten, indem Sie auch hierzu Prozentangaben notieren.

Der wöchentliche Überblick auf einem Blatt hat sich als günstig erwiesen, weil Sie so am ehesten sehen können, welche Wochentage oder wiederkehrenden Aktivitäten besonders problematisch und welche eher weniger belastend für Sie sind. Manchmal ergibt sich schon nach einer Woche ein Muster von Be- und Entlastungszeiten, das Ihnen wichtige Informationen gibt und erste Anhaltspunkte zum Verständnis und zur Veränderung Ihrer Beschwerden liefert.

Zugegeben: Die Erstellung eines Wochenprotokolls ist ein ziemlich hoher Aufwand, aber er lohnt sich. Wenn es Ihnen am Anfang leichter fällt, können Sie zunächst auch ein Tagebuch führen und anschließend beim Durchlesen nachschauen, ob

Wochenprotokoll: vom ___ . ___ . ___ bis ___ . ___ . ___

Zeit	Mo	B/A	Di	B/A	Mi	B/A	Do	B/A	Fr	B/A	Sa	B/A	So	B/A
bis 8 Uhr														
8–9 Uhr														
9–10 Uhr														
10–11 Uhr														
11–12 Uhr														
12–13 Uhr														
13–14 Uhr														
14–15 Uhr														
15–16 Uhr														
16–17 Uhr														
17–18 Uhr														
18–19 Uhr														
19–20 Uhr														
20–21 Uhr														
21–22 Uhr														
nach 22 Uhr														

B = Belastung in % (0% = keine Belastung; 100% = maximale Belastung)
A = Angsterleben in % (0% = kein Angsterleben; 100% = maximales Angsterleben);
oder Anzahl von Panikattacken mit Strichen

Ihnen Regelmäßigkeiten oder Besonderheiten auffallen. Später sollten Sie auf jeden Fall zu strukturierten Aufzeichnungen übergehen, weil nur diese sicherstellen, dass Sie wesentliche Aspekte nicht vergessen. Bei Angsterkrankungen legt sich der Schalter »Gefahrenmeldung« manchmal sehr schnell um. Dies kann dazu führen, dass Sie wesentliche Informationen, wie zum Beispiel den Ärger mit der Familie und dem Chef, nicht ausreichend würdigen.

Gerade Menschen, die unter Panikattacken leiden, hilft eine strukturierte Selbstbeobachtung. Sich unstrukturiert ständig zu beobachten und in sich hineinzuhorchen, ist dagegen wenig förderlich. Sie kennen den Effekt einer verstärkten Selbstbeobachtung vielleicht von Erfahrungen mit Zahnschmerzen: Im Verlauf des Tages, unter der Fülle anderer Eindrücke sind sie erträglich, am Abend bei weniger Ablenkung und dadurch verstärkter Konzentration auf die Schmerzwahrnehmung intensivieren sie sich meistens deutlich. Daher ist bei Selbstbeobachtungsaufgaben die Struktur von außen wichtig:

TIPP **Eine strukturierte Selbstbeobachtung hilft, Katastrophengedanken einzudämmen und ermöglicht doch, den Tages- und Wochenrhythmus Ihrer Beschwerden genau zu betrachten.**

Denken Sie daran, dass nicht überall, wo »Angst draufsteht, auch Angst drin ist« und auch Situationen mitzubedenken sind, die Sie als »Dauersorge« oder »Dauerärgernis« beschreiben könnten. Bei einer systematischen Tages- oder Wochenbeobachtung empfiehlt es sich außerdem, darauf zu achten, ob und wie Ihre erlebte Belastung über die Woche ansteigt und ob Sie sich an freien Tagen überhaupt noch erholen.

Genauso wichtig wie die Identifizierung von Belastungsfaktoren ist die Identifizierung der Dinge, die Ihnen guttun. Was hilft Ihnen, sich gut zu fühlen? Ein Spaziergang mit dem Hund? Oder ein Vollbad mit einem angenehmen Duft?

Wie können Sie auch in angespannten Situationen in der Familie oder am Arbeitsplatz wieder zu sich zurückfinden? Reden Sie mit einem Kollegen? Telefonieren Sie vielleicht mit einer Freundin? Wie ging es Ihnen früher, als Sie noch in der Altherrenmannschaft Fußball spielten – ist es Ihnen dort gelungen, den Ärger der Woche einfach »wegzuschießen«?

MERKE **Manchmal ist es leider nicht möglich, Belastungen abzubauen. Dann ist es umso wichtiger, mit Entlastungen ein Gegengewicht zu schaffen.**

Hierbei gilt die Regel: weniger ist mehr! Lieber fünf Minuten das Lieblingslied hören, als sich ständig vorzunehmen zu joggen, was Sie dann doch nicht tun, weil Sie sich zu müde fühlen, die Katze zum Tierarzt gebracht werden muss, die Bügelwäsche wartet oder der Rasen gemäht werden sollte.

Vielleicht haben Sie auch schon die Idee gehabt, dass Sie es mal mit Entspannungstechniken probieren könnten. Oder ein guter Bekannter oder jemand aus der Familie hat Ihnen den Tipp gegeben, doch mal Autogenes Training zu versuchen. Schauen Sie auf das Angebot der Volkshochschule in Ihrer Nähe oder fragen Sie die Mitarbeiter Ihrer Krankenkasse, so werden Sie eine Reihe von Hinweisen über Kurse, Gebühren etc. finden.

Aber Vorsicht: Nicht jedes Entspannungsverfahren ist für jeden und jede Art von Beschwerden günstig. So berichten gerade Menschen mit Panikattacken und Befürchtungen, unter körperlichen Erkrankungen zu leiden, dass Autogenes Training die Tendenz, in sich Hineinzuhorchen, eher verstärkt, was leicht zu einer Ausweitung der Ängste führt. Verfahren wie die Progressive Muskelrelaxation nach Jacobson, auch kurz PMR genannt, werden von diesen Betroffenen oft als angenehmer und hilfreicher erlebt.

Auf keinen Fall sollten Sie erwarten, dass ein Entspannungsverfahren Ihnen hilft, sich in akuten Angstzuständen zu entspannen. Das funktioniert in aller Regel nicht: Wenn Ihr Gehirn den Schalter »Gefahr« erst einmal umgelegt hat, dann wird alles in Ihrem Körper in Bewegung gesetzt, was in einer tatsächlichen Gefahrsituation von Nöten ist: Mobilisation aller Kräfte zum Flüchten oder Kämpfen. Ihren Körper in dieser Situation entspannen zu wollen, ist daher sinnlos. Sie können es auch so sehen: Wenn das Programm »Angst« durch die Bereitstellung von Energie Ihr Leben retten soll, dann wäre Entspannung vollkommen kontraproduktiv und ist deshalb ausgeschlossen!

Um eine bestehende erhöhte Grundanspannung zu senken, ist dagegen die regelmäßige Anwendung eines Entspannungsverfahrens hilfreich und sinnvoll. Eine Reihe von Patienten berichtet ähnliche Effekte von asiatischen Bewegungsübungen wie zum Beispiel Qigong oder Tai-Chi. Diese Verfahren können dazu beitragen, dem Körper auf eine Art Aufmerksamkeit entgegenzubringen, die nicht in Katastrophenideen mündet, da man sich auf die korrekte Ausführung von bestimmten Bewegungsabläufen konzentrieren muss und so die Aufmerksamkeit von den Ängsten ablenkt.

Ein anderer Aspekt könnte ebenfalls günstig sein: Menschen, die Entspannungsverfahren lernen, tun dies meist aus einem

Anlass heraus. Die Wahrscheinlichkeit gleich zu Beginn Ihrer Selbsthilfeaktivitäten auf andere Betroffene zu stoßen, ist sicher nicht gering. Das kann hilfreich sein.

Manchmal, insbesondere wenn man selbst noch unsicher ist, ob die Beschwerden überhaupt wieder verschwinden werden, kann dies aber auch dazu führen, mit ebenfalls unsicheren Menschen in eine Art Problemkreis zu geraten. Wenn Sie den Eindruck haben, dass Sie hierfür empfänglich sind, dann sollten Sie eine Variante einer entspannenden Bewegungs- oder Körpertechnik in Erwägung ziehen, die vielleicht weniger von Hilfesuchenden als eher an Bewegung interessierten Menschen aufgesucht wird.

Selbsthilfegruppen nutzen

Schon an dem letzten Abschnitt erkennen Sie, dass es nicht immer einfach ist, das passende Maß an Kontakt zu anderen Betroffenen mit ähnlichen Problemen zu finden und gleichzeitig nicht in diffuse Katastrophenfantasien über die eigene Gesundheit abzurutschen. Stellen Sie sich einfach mal vor, alle Anwesenden berichten nur von ihren Ängsten – nicht von denen, die sie überstanden haben, sondern von denen, die sie noch beunruhigen. Dann gehen Sie nach Hause mit neuen Ideen, über was man sich noch alles Gedanken machen kann, wovor man außerdem Angst haben kann und welche fürchterlichen Dinge passieren könnten, an die Sie bisher noch gar nicht zu denken wagten.

Um dies zu verhindern, sollten Sie bei dem Besuch einer Selbsthilfegruppe darauf achten, dass Betroffene mit unterschiedlichen Erfahrungen zusammentreffen und auch Personen darunter sind, die bereits ein Stück Linderung ihrer Ängste erfahren haben. Die Gefahr einer Art Gruppen-Katastrophisierung ist dann geringer und dafür die Chance höher, dass Sie das Beispiel anderer eher als Ermutigung mitnehmen können.

MERKE **Grundsätzlich bieten Selbsthilfegruppen eine gute Möglichkeit, sich über den Austausch von Wissen und Erfahrungen gegenseitig zu unterstützen.**

Das Erkennen von Angstkreisen bei anderen erleichtert es, den Ablauf der eigenen Angstkreise zu analysieren. Beispiele erfolgreicher Angstbewältigungsstrategien ermutigen zu ersten Konfrontationsversuchen. Nicht nur die Probleme, sondern auch die Ressourcen kommen so wieder in den Blick.

Sollten Ihre eigenen Lösungsversuche nicht zum Ziel führen, ist es an der Zeit, einen Therapeuten aufzusuchen.

Vielleicht haben Sie keine konkrete Vorstellung, was genau in einer Psychotherapie »gemacht« wird. Manchmal ist in der Arztpraxis zu wenig Zeit, um darüber zu sprechen. Es kann auch sein, dass Ihnen die Frage erst einfällt, nachdem die Tür zum Sprechzimmer des Arztes schon wieder hinter Ihnen geschlossen ist oder Ihr Arzt sagt Ihnen, dass »die Therapeutin Ihnen das schon erklären wird«. Aber warum sollten Sie etwas für hilfreich erachten, von dem Sie nicht wissen, was da auf Sie zukommt?

Vorbehalte und Zweifel

Als Vorbehalte werden häufig geäußert, dass reden ja auch nicht helfe, dass die Vorstellung fehle, wie der Therapeut nützlich sein könne, da die Angst um das Leben einfach so groß sei.

Befürchtungen bezüglich einer Psychotherapie beziehen sich vielfach auch auf die Idee, der Therapeut könnte Aspekte der Persönlichkeit herausarbeiten, die man lieber nicht ergründen möchte, und Konsequenzen für das Privatleben vorschlagen, an die man ebenfalls nicht denken wolle.

Manchmal werden Psychotherapeuten nur aufgesucht, »weil ja nichts unversucht bleiben soll«, oder weil der Arzt oder ein Angehöriger gesagt hat, es sei »nötig«. Wenn Ihnen diese Vorbehalte und Befürchtungen vertraut sind, dann sollten Sie sich fragen, ob Sie diesen Mechanismus nicht kennen. Fühlt er sich nicht vielleicht wie Angst an?

TIPP Überprüfen Sie die Annahme, ob Psychotherapie Ihnen schaden könnte.

Ihr Risiko ist klein, denn kein Therapeut kann Sie zu etwas zwingen, zu dem Sie selbst nicht bereit sind.

Vielleicht fürchten Sie auch, dass Sie bei einem Therapeuten nicht gut aufgehoben sind, da Psychotherapeuten ja von Medizin »nicht so viel Ahnung haben«. Insbesondere die vegetative Symptomatik mit Zittern, Schwitzen und Herzrasen macht Ihnen Sorgen und Sie fragen sich, ob Sie nicht wirklich eine ernsthafte Erkrankung haben.

Ein klassisches Beispiel ist die Angst vor einem Herzinfarkt, obwohl schon viele Notarztbesuche ergeben haben, dass Sie trotz Herzrasen nicht unter einer Herzerkrankung leiden. Eigentlich könnten Sie sagen: »Kenne ich, fühlt sich entsetzlich an, geht aber nach spätestens 20 Minuten wieder weg.« Doch es fällt Ihnen schwer, Ihren eigenen Erfahrungen zu trauen. Es liegt nahe, dass Sie in dieser Situation einen Experten fragen, also einen Facharzt.

Was aber, wenn der Facharzt Ihre Erfahrung bestätigt? Können Sie ihm glauben, was Sie sich selbst nicht glauben? Wenn nicht, kann die mit distanziertem Blick absurd anmutende Situation entstehen, dass mit jedem neuen Arzt Ihre Unsicherheit wächst, und Sie schließlich keinem Arzt mehr trauen. Das heißt, im Ergebnis gewinnen Sie nicht wie erhofft mehr Sicherheit, sondern es stellt sich eher ein Gefühl ein, das sagt: »Diesmal habe ich es noch überstanden, aber wer weiß, was beim nächsten Mal passiert!«

Möglicherweise denken Sie jetzt auch an Ihren letzten Arztbesuch und hören sich Folgendes sagen: »Sie sagen mir zwar immer wieder, dass die Abläufe bei einer Panikattacke normal sind, aber wissen Sie eigentlich wie sich das anfühlt? Wissen Sie genau, dass ich keinen Herzinfarkt habe? Schließlich gibt es Menschen, die schon mit 22 einen Infarkt kriegen! Nun überweisen Sie mich doch endlich zum Kardiologen! Diese Beschwerden müssen einen körperlichen Grund haben! Wenn Sie wüssten, wie ich leide! Ich bilde mir das doch nicht ein!«

Sollte dieser Gedanke Ihnen vertraut sein, ist eines zu tun: Sprechen Sie mit Ihrem Arzt darüber! Nur dann können Sie verstehen, warum ein Therapeut Ihnen vielleicht trotz Ihrer Besorgnis – oder gerade wegen Ihrer Besorgnis! – helfen kann. Und zu Ihrer Sicherheit: Alle Therapeuten mit Kassenzulassung haben in ihrer Ausbildung eine Phase in einer psychiatrischen Klinik absolvieren müssen, um genau bei dieser Frage sicher entscheiden zu können, wann Sie sich einem Arzt vorstellen sollten und wann dies nicht sinnvoll ist. Außerdem sind psychologische Psychotherapeuten verpflichtet, vor Beginn einer Therapie durch einen Arzt bestätigen zu lassen, dass die Beschwerden keine körperliche Ursachen haben, da dies Voraussetzung für den Antrag auf Psychotherapie bei Ihrer Krankenkasse ist.

Noch ein Hinweis: Eine gut durchgeführte Therapie schadet niemanden. Ihr Risiko ist also klein. Wenn Sie dagegen warten, professionelle Hilfe in Anspruch zu nehmen, laufen Sie Gefahr, dass sich die Ängste verfestigen.

Erinnern Sie sich: Der Schlüssel zur Verringerung Ihrer Ängste ist, dass Sie sich mit Ihren Sorgen einem anderen Menschen anvertrauen. In einem ersten Gespräch können Sie dann Ihre Unsicherheit und Zweifel äußern. Dies wird Ihnen niemand übel nehmen, sondern jede Ärztin und jeder Therapeut wird versuchen, mit Ihnen gemeinsam Ihre Beschwerden so zu ordnen, dass eine vorläufige Diagnose gestellt und ein Behandlungsziel formuliert werden kann.

Erhebung der Krankheitsgeschichte

Am Anfang jeder Therapie steht die Erhebung Ihrer Krankheitsgeschichte, Ihrer persönlichen Entwicklung und Ihrer bisherigen Lebensgeschichte. Dazu können Sie Ihre schriftlichen Überlegungen aus dem vorherigen Kapitel mitbringen. Dies erleichtert den Einstieg und versetzt Ihren Arzt oder Ihre Therapeutin schneller in die Lage, Ihre Beschwerden richtig einzuschätzen.

Oft wird der Arzt oder die Therapeutin auch einen nahen Angehörigen, meist den Partner oder ein Elternteil, gemeinsam mit Ihnen sprechen wollen. Dies ist nötig, um sich ein vollständiges Bild über Ihre Lebenssituation zu verschaffen. Wenn Sie einen professionellen Helfer aufsuchen, geschieht dies ja meist in einer Krisensituation, sodass das Bild von Ihnen, welches ein Arzt oder eine Therapeutin in dieser Situation gewinnt, nie das gleiche sein wird, das unter Berücksichtigung weiterer Informationen über Ihr Leben in guten Zeiten entsteht. Lediglich ein Hausarzt, der mit den Verhältnissen in Ihrer Familie gut vertraut ist, wird auf diese Informationen verzichten können.

Probestunden

Sollten Sie bei einer gesetzlichen Krankenkasse versichert sein, so haben Sie und Ihr Therapeut fünf Stunden Zeit, um festzustellen, ob Sie zu einem gemeinsamen Verständnis Ihrer Beschwerden und einem einvernehmlichen Behandlungsziel kommen können, kurz ob Sie es in diesen sogenannten probatorischen Sitzungen schaffen, eine tragfähige Beziehung aufzubauen.

Ob dies gelingt, ist mehr eine Frage des Vertrauens als der Methode, obwohl natürlich auch diese eine Rolle spielt. Je nach Form der angewandten Psychotherapie wird das Gesprächsverhalten Ihres Therapeuten eher zuhörend, informationsvermittelnd oder nachfragend sein und das wird Ihren Vorlieben entgegenkommen oder eben nicht.

Welches Verfahren für Sie das richtige ist, hängt nicht so sehr von Ihrer Erkrankung ab, wird dadurch aber wesentlich mitbestimmt. Bei Angsterkrankungen gilt die Verhaltenstherapie als sehr Erfolg versprechendes Verfahren, für depressive Episoden kann dies ebenfalls zutreffen, hängt letztlich aber sehr von Ihrer persönlichen Lebensgeschichte und Entwicklung ab. Die Psychoanalyse und die Tiefenpsychologische Psychotherapie werden von den Krankenkassen ebenfalls anerkannt und bezahlt.

Wichtig für Sie zu wissen ist, dass eine Psychoanalyse entgegen landläufigen Vorurteilen nicht nur die Analyse Ihrer Lebensgeschichte und vor allem Ihrer Kindheit in den Mittelpunkt stellt, sondern ebenfalls auf Verhaltensänderungen in Ihrer Lebensführung hinarbeitet. Das gilt auch für die Tiefenpsychologische Psychotherapie. Umgekehrt geht es bei einer Verhaltenstherapie nicht nur um die Änderung von Verhaltensweisen, sondern immer auch um deren lebensgeschichtliche Entwicklung und Ihre Annahmen über Ihr Leben und Ihre Person.

MERKE **Eine umfassende Herangehensweise ist wichtig, denn egal von welcher Seite man sich dem Problem nähert, über die Biografie oder über die Beschwerden, bei krankheitswertigen Ängsten hat kein Betroffener nur und ausschließlich Angst.**

Das heißt, in keiner Psychotherapie wird nur von Ängsten die Rede sein, sondern immer werden auch andere Bereiche Ihres Befindens und Ihrer Lebensführung in den Blick genommen werden, die zu einer Überlastung geführt haben.

In jedem Fall können Sie und Ihr Therapeut nach fünf oder weniger Terminen entscheiden, dass es günstiger wäre, Ihr Problem mit einem anderen Therapeuten zu bearbeiten. Dies ist ausdrücklich als Möglichkeit vorgesehen; niemand nimmt es Ihnen also übel, wenn Sie sich wieder verabschieden.

Letzteres sollten Sie aber auf jeden Fall tun, wenn Sie nicht mehr kommen wollen. Leider geschieht es immer wieder, dass Patienten Termine nicht absagen und einfach wegbleiben, aus welchen Gründen auch immer. Wenn Sie sich selbst einmal um einen Therapieplatz bemüht haben, dann wissen Sie vielleicht, wie lange bei manchen Therapeuten die Wartezeiten sind. Wenn Sie durch ein kurzes Telefonat mitteilen, dass Sie sich entschieden haben, nicht mehr zu kommen, hilft das nicht nur dem Therapeuten bei der Organisation seiner Arbeit, sondern auch den anderen Patienten auf der Warteliste.

Beantragung einer Psychotherapie

Entscheiden Sie sich für eine Psychotherapie und für einen Therapeuten, wird dieser einen entsprechenden Antrag bei Ihrer Krankenkasse stellen. Dabei besteht die Möglichkeit, eine sogenannte Kurzzeittherapie von 25 Stunden zu beantragen oder direkt eine Langzeittherapie von 45 Stunden. Für sehr viele Menschen mit Angsterkrankungen sind 25 Stunden ausreichend. Da immer die Möglichkeit eines Verlängerungsantrags gegeben ist, müssen Sie nicht vorsorglich eine Langzeittherapie anstreben; Sie werden auch im Falle einer Kurzzeittherapie nicht »zu kurz kommen«.

Sind Sie bei einer privaten Krankenkasse versichert, so ist es nötig, vor dem ersten Termin beim Psychotherapeuten einen Blick in Ihren Vertrag zu werfen. Dort sind die jeweiligen Regularien meist detailliert aufgeführt. Vielfach steht Ihnen ein Kontingent von 30 Stunden zur Verfügung. Auf Nachfrage wird man Ihnen ein entsprechendes kurzes Antragsformular zuschicken, das Ihr Therapeut dann ausgefüllt bei Ihrer Krankenkasse einreichen muss. In aller Regel wird ein Erstantrag sowohl von den gesetzlichen wie von den privaten Krankenkassen problemlos bewilligt.

Konfrontation mit der Angst

Welchen Therapeuten mit welcher Methode Sie auch wählen, Sie werden nicht umhin kommen, sich angstbesetzten Situationen und Ihrem Angsterleben auszusetzen. Das heißt, Teil jeder Behandlung einer Angsterkrankung ist es, nach einer Zeit der Vorbereitung und Vermittlung von speziellen Strategien, wie Sie die Situation meistern können, wieder einkaufen zu gehen, einen Turm zu ersteigen, Auto zu fahren oder einen Film im Kino anzuschauen.

Die gezielte Auseinandersetzung mit Ihren Ängsten sowohl in Ihrer Vorstellung als auch ganz real in Form von Übungen wird im Rahmen einer Psychotherapie als Exposition bezeichnet. Sollten Ihre Ängste Teil einer anderen psychischen Erkrankung sein, zum Beispiel einer Depression, werden Expositionsübungen ebenfalls eine Rolle spielen, meist jedoch nicht den zentralen Stellenwert wie bei einer Angsterkrankung haben.

MERKE **Nur die Konfrontation mit Ihren Ängsten bietet Ihnen die Möglichkeit festzustellen, dass Ihre Annahme, etwas Katastrophales könnte passieren, nicht eintritt.**

Eine Psychotherapie stellt für diese Erfahrung sozusagen einen geschützten Raum bereit. Sie werden durch Therapeuten dazu angeleitet, sich zu fragen »was genau nehme ich an, das passieren könnte?«, um dann möglichst in dieser Situation zu überprüfen, ob das, was Sie befürchten, tatsächlich eintritt.

Der zweite wichtige Schritt ist, dieser positiven Erfahrung zu trauen und sie nicht als Ausnahme zu werten. Sobald Sie den Gedanken zulassen, dass nicht eingetretene Katastrophen ein Grund für eine positive Prognose in Bezug auf die nächste ähnliche Situation sind, werden Sie merken, dass die Ängste ihre Kraft verlieren, weniger heftig werden. Wenn Sie feststellen, dass Sie 30-mal nicht vor Angst gestorben sind, kann das zwar theoretisch beim 31. Mal passieren, aber es ist nicht wahrscheinlich. Sie werden lernen, Ihrer Erfahrung zu trauen.

Nebenbei werden Sie bei einer Exposition spüren, dass die körperlichen Symptome der Angst sich zwar grässlich anfühlen, dass sie aber nicht lebensbedrohlich, sondern auszuhalten sind: Manche Menschen geben sogar ziemlich viel Geld dafür aus, um genau dieses Gefühl durch Horrorfilme, Bungee-Jumping oder Achterbahnfahren zu erzeugen.

Und Sie werden lernen, dass die Heftigkeit der körperlichen Symptome durch eine erholsame Freizeitgestaltung, durch Urlaub oder auch durch Sport beeinflussbar sind. Das Belastungsgefühl wird kleiner werden, wenn Sie ein Gegengewicht schaffen. All dies wird nicht von heute auf morgen geschehen, es braucht

Zeit und Übung, aber die Chancen für eine Bewältigung Ihrer Ängste sind ausgesprochen gut.

Gruppentherapie

Wird von Psychotherapie gesprochen, so gehen viele Menschen von einer Einzelbehandlung aus. Dies ist auch die bei weitem verbreitetste Form der Psychotherapie. Allerdings gibt es an vielen Orten – wenn auch längst noch nicht an allen – die Möglichkeit einer Gruppenbehandlung. Gerade bei Patienten mit Angsterkrankungen ist dies eine ernsthaft zu erwägende Alternative.

Leider entzieht sich der Gedanke, dass andere Betroffene bei der eigenen Angstbewältigung hilfreich sein könnten, für viele Menschen ihrer Vorstellungskraft. Gerade bei großer Verunsicherung denken sie, dass nur ein Profi sie »richtig« verstehen kann.

Viele Betroffene profitieren jedoch davon, mit Menschen in Kontakt zu kommen, die ähnliche Beschwerden kennen und diese vielleicht auch schon zum Teil überwunden haben (vgl. die Anmerkungen zur Selbsthilfe (s. S. 77). Ein gruppentherapeutisches Vorgehen, möglichst unter Einbeziehung von sogenannten Selbstmanagement- oder Selbsthilfeanteilen, kann gleichzeitig Informationsinhalte vermitteln, den Erfahrungsaustausch befördern und den Rückgriff auf eigene Erfahrungen wieder möglich machen. Gleichzeitig wird eine verhaltenstherapeutische Vorgehensweise im Sinne der Angstbewältigung und Exposition ein wesentlicher Bestandteil sein.

Günstig kann auch eine Kombination von Einzelbehandlungsterminen und Gruppenbehandlung sein. Sollte Sie eine solche Kombination interessieren, fragen Sie Ihren Therapeuten danach. Welche »Mischung« aus Einzelkontakten und Gruppentherapie sinnvoll ist, hängt von Ihrer persönlichen Situation ab.

Näheres zu gruppentherapeutischen Angeboten findet sich bei WILMS u.a. 2004.

Medikamente

Wenn Ihr Hausarzt, Ihr Psychiater oder Ihr Psychotherapeut den Eindruck hat, dass die Ängste zu erheblichen Funktionseinschränkungen im Alltag führen oder dies in naher Zukunft zu befürchten ist, wird er eventuell mit Ihnen über eine medikamentöse Behandlung sprechen. Dazu sollten Sie Folgendes wissen: Bei Angsterkrankungen setzt die medikamentöse Behandlung vor allem da an, wo »der Schalter umgelegt wird«, nämlich beim Stoffwechsel des Gehirns. Hierzu werden hauptsächlich Medikamente aus zwei Stoffgruppen verordnet: Beruhigungsmittel (Substanzgruppe: Benzodiazepine) und Antidepressiva. Bei Letzteren sind besonders die (Selektiven)Serotonin-Wiederaufnahmehemmer, gebräuchliche englische Abkürzung (S)SRI zu nennen.

Da Angsterkrankungen etwas mit Anspannung zu tun haben, mag die Einnahme eines Beruhigungsmittels auf den ersten Blick sinnvoll erscheinen, doch dies ist in den meisten Fällen nicht der Fall. Leider lesen Sie in der Literatur für Laien immer noch Gegenteiliges (Bittere Pillen 2005). Bei der Einnahme von Benzodiazepinen ist äußerste Vorsicht geboten (s. GREVE u.a. 2007), da sie mit einem Abhängigkeitsrisiko behaftet sind und Sie an wesentlichen Erkenntnissen im Rahmen einer psychotherapeutischen Behandlung hindern können (siehe hierzu ausführlicher Wilms u.a. 2004).

Allerdings wirken Beruhigungsmittel im Rahmen von Panikstörungen kurzfristig sehr gut. Verständlicherweise wollen viele Menschen nach einer solchen Erfahrung dann nur sehr ungern darauf verzichten. Es besteht aber die erhebliche Gefahr, dass Sie statt des alten Problems ein neues hinzugewinnen: nämlich die Abhängigkeit von einer Substanz, die sowohl körperliche als auch psychische Entzugsbeschwerden verursachen kann, wenn Sie die Einnahme einmal vergessen oder sich entscheiden sollten, die Medikamente abzusetzen. Das Problem mit der Angst lösen Beruhigungsmittel langfristig ohnehin nicht.

Generell ist der Einsatz von Antidepressiva vorzuziehen. Insbesondere die sogenannten Serotonin-Wiederaufnahmehemmer haben sich für die medikamentöse Behandlung von Angsterkrankungen als günstiger erwiesen als Benzodiazepine, vor allem weil sie die Lerneffekte einer Psychotherapie nicht beeinflussen. Allerdings haben nicht alle Antidepressiva eine positive Wirkung auf die Symptome einer Angsterkrankung und sie wirken auch nicht so schnell wie Benzodiazepine. Hinzu kommt, dass sie differenziert eingesetzt werden müssen: Einige Präparate sind für die Behandlung von Panikattacken zugelassen, andere ausschließlich für die generalisierte Angststörung.

Wenn Sie sich zusammen mit Ihrem Arzt entschieden haben, ein Antidepressivum einzunehmen, so ist zu betonen, dass die Wirkung von Antidepressiva von der regelmäßigen Einnahme abhängt. Dies gilt auch für Betroffene, die diese Medikamente wegen einer depressiven Episode erhalten. Eine bedarfsmäßige Einnahme ist sinnlos und führt nur zu unerwünschten Nebenwirkungen.

Dieser Hinweis wird verständlicher, wenn man weiß, dass zwischen Beginn der Einnahme und dem Einsetzen der Wirkung eine Phase liegt, in der der Patient möglicherweise schon Nebenwirkungen wie zum Beispiel Schwitzen, Müdigkeit, aber auch Unruhe bemerkt, von einer positiven Wirkung aber noch nichts spürt. Diese sogenannte Wirklatenz dauert bei Antidepressiva ca. zwei Wochen. Nebenwirkungen in dieser Zeit sollten auf keinen Fall mit Absetzen des Medikamentes beantwortet werden, denn dann kommt die positive Wirkung gar nicht zum Tragen und die bisherige Einnahme war umsonst. Es ist vielmehr wichtig, an der regelmäßigen Einnahme festzuhalten. Wenn Sie wegen der Nebenwirkungen beunruhigt sind, sollten Sie die Medikamente nicht eigenmächtig absetzen, sondern lieber einen Termin bei Ihrem Arzt zur Rücksprache vereinbaren.

Es ist auch nicht sinnvoll, selbstständig die Dosierung zu verringern. In aller Regel ist eine ausreichende Dosierung nötig, um eine Besserung zu erreichen. Viele Patienten erleben unter der Behandlung mit Antidepressiva deshalb keine Besserung, weil sie aus der Befürchtung, davon abhängig zu werden, zu wenig einnehmen. Ein Abhängigkeitsrisiko besteht bei Antidepressiva jedoch anders als bei Benzodiazepinen nicht. Dennoch sollten sie bei Beendigung der Behandlung langsam abgesetzt werden, um sicherzugehen, dass Sie auch wirklich gut auf das Medikament verzichten können.

MERKE **Medikamente sollten Sie nie ohne Wissen Ihres Arztes eigenmächtig dosieren oder absetzen.**

Wenn Sie Fragen zu den Nebenwirkungen oder generell zur Behandlung mit Psychopharmaka haben, möchten wir Sie ermutigen, sich ausführlich mit Ihrem Arzt zu beraten und alle Fragen zu stellen, die sie diesbezüglich haben. Dies gilt insbesondere für den Fall, das Ihre Ängste im Rahmen einer anderweitigen psychiatrischen Erkrankung auftreten. Als Informationsgrundlage empfehlen wir Ihnen den Ratgeber von GREVE et al. (2007) »Umgang mit Psychopharmaka«.

Nachhaltigkeit

Wenn Sie sich jetzt fragen sollten, was bei Angsterkrankungen besser hilft – Medikamente oder Psychotherapie –, sollten Sie etwas wissen: Psychotherapie und Medikamente haben ganz unterschiedliche Wirkqualitäten, die je nach Situation und Konstitution eingesetzt werden und manchmal auch beide gleichzeitig notwendig sind.

Betroffene, die nicht zu lange warten und sich zum Beispiel im ersten Jahr einer Panikstörung professionelle Hilfe suchen, kommen häufig mit den psychologischen Mitteln einer Psychotherapie aus. Bei mittelschweren Angsterkrankungen kann eine Behandlung mit Medikamenten und psychologischen Mitteln sinnvoll sein kann. Dies sollte jedoch im Einzelfall entschieden werden; das Kriterium ist vor allem das Ausmaß an Funktionseinschränkungen im Alltag. Bei schweren Formen werden in der Regel beide Methoden zum Einsatz kommen.

Noch etwas sollten Sie wissen: Ein Medikament wirkt nur, solange man es nimmt. Das ist bei einer Psychotherapie nachgewiesenermaßen anders. Die Mehrzahl der Betroffenen ist nach Abschluss einer psychotherapeutischen Behandlung über einen längeren Zeitraum symptomfrei. Zwar kann es – meist durch starke und länger andauernde Belastungen – zum Wiederauftreten der Beschwerden kommen, aber dann genügen oft wenige Termine bei einem Psychotherapeuten, um die Informationen und Strategien aufzufrischen, die Sie benötigen, um sich selbst zu helfen.

Nicht wenige Betroffene sehen durch die Angst vor der Angst und das daraus resultierende Vermeidungsverhalten langfristig ihre sozialen Beziehungen gefährdet. Ihre Situation ist ihnen bewusst, doch was sollen sie tun? Wenn sie angstauslösende Situationen vermeiden wollen, müssen sie andere bitten, etwas für sie zu erledigen oder gemeinsame Aktivitäten absagen: Was folgt, sind sich rasch entwickelnde Einschränkungen im persönlichen Aktionsradius, die von Außenstehenden kaum verstanden werden und zu erheblichen Veränderungen zum Beispiel in der familiären Aufgabenverteilung führen können. Ist es zunächst noch der Einkauf am Wochenende, der erst nur in Begleitung und manchmal später gar nicht mehr möglich ist, so kommen häufig noch andere Aktivitäten hinzu, die als potenzielle Auslöser von Panik oder Angst angesehen werden: zum Beispiel Restaurant-, Kino- oder Theaterbesuche, die mit dem Hinweis auf möglicherweise eintretende Ängste gemieden werden.

Vor allem für Partnerschaften stellt eine solche Entwicklung eine massive Herausforderung dar. Vielfach möchte der betroffene Partner auch nicht allein bleiben, sodass entweder eine soziale Isolation beider oder permanente Partnerschaftskonflikte drohen. Manchmal entwickelt sich die Mehrbelastung des an sich nicht betroffenen Partners für diesen selbst zu einer Gefährdung: Ist ein Partner nicht mehr in der Lage, die Kinder vom Hort abzuholen, allein in den Supermarkt zu fahren, einer Arbeit nachzugehen oder Elternabende wahrzunehmen, hat der andere neben der Verantwortung und der Besorgnis um den Betroffenen auch noch viele alltägliche Aufgaben allein zu bewältigen. Ziehen Betroffene sich dann auch noch aus sozialen Kontakten zurück, kann für den Partner eine schwierige Situation entstehen: Einerseits möchte man den Betroffenen nicht allein zu Hause zu lassen, andererseits möchte man auch die Fragen, warum denn zum Beispiel die Partnerin nicht mitgekommen sei, eher umgehen. All dies führt nicht selten zu Belastungen, die unterschiedliche körperliche und psychische Beschwerden nach sich ziehen können.

Selbst wenn Ihre Freunde und Ihre Familie Ihnen in dieser Situation hundertmal am Tag versichern, dass sie dieses oder jenes gerne für Sie übernehmen, heißt das nicht, dass sie kein Problem damit haben. Wenn Menschen uns wichtig sind, dann sind wir an ihren Sorgen interessiert und ihre Beschwerden betreffen uns. Dies geht auch Ihrer Familie so. Das, was Ihre nächsten Verwandten und vielleicht auch Ihre Freunde so bedrückt, ist aber oft vor allem, dass sie den Eindruck haben, Ihnen nicht helfen zu können und selbst nicht zu wissen, wie sie sich verhalten sollten.

Für Ihre Angehörigen ist es daher hilfreich, wenn sie einige Informationen über Ihre Erkrankung haben, weil diese ihre Unsicherheit reduzieren. Mit Informationen sind vor allem Informationen über hilfreiches und weniger hilfreiches Verhalten gemeint und weniger wissenschaftliche Erklärungen über Diagnosestellung und Verlauf einer Erkrankung.

Was tun – und was lassen?

Viele Angehörige fordern immer wieder konkrete Tipps ein, in dem Wunsch, sich »richtig« zu verhalten und nichts »falsch« zu machen. Eines ist jedoch in aller Deutlichkeit festzustellen: Niemand kann Ihnen und Ihren Angehörigen sagen, was Sie machen müssen, damit » alles wieder wie früher ist«. Wenn dies irgendjemand wüsste, würde man es weder Ihnen noch Ihren Angehörigen vorenthalten. Abgesehen davon, weisen Angsterkrankungen – wie schon beschrieben – nicht selten darauf hin, dass sich etwas ändern sollte, weil das Ausmaß an Belastungen, dem Sie sich ausgesetzt sehen, möglicherweise Teil Ihres Problems ist. Zusammengefasst heißt dies: Es gibt keine Patentrezepte zum richtigen Verhalten bei Ängsten, weder für Sie noch für Ihre Familienmitglieder.

Im Umgang miteinander wird es zu Missverständnissen kommen, die sich nicht umgehen lassen. Sie und Ihre Angehörigen werden Dinge tun, von denen Sie später vielleicht sagen, dass Sie sich diese gern erspart hätten. So wird manch Betroffener sich wünschen, mehr Rücksicht zu erfahren, während Eltern oder Partner doch nur Ihrem Vermeidungsverhalten keinen Vorschub mehr leisten möchten. Manch ein Angehöriger wird das Gefühl haben, Sie gar nicht mehr zu verstehen, bis hin zu dem Vorwurf, der manchmal auch ausgesprochen wird: »So kenne ich dich gar nicht! Wann wirst du endlich wieder normal?« Ihnen wiederum wird diese Seite an sich vielleicht auch fremd sein, aber da Sie sich selbst nicht verstehen, hoffen Sie vielleicht auch nicht auf das Verständnis anderer. Statt des Gesprächs wählen Sie eher den Rückzug, was das Gefühl des Angehörigen, Sie nicht wiederzuerkennen noch verstärkt.

Dies ist vor allem deshalb so, weil Ihre Angehörigen keine Therapeuten sind, und selbst wenn sie es zufällig wären, verbindet sie mit Ihnen etwas, das therapeutischem Handeln entgegensteht, nämlich eine enge persönliche Bindung. Es ist Ihnen und Ihrer Familie daher zu wünschen, dass Ihre Angehörigen sich weiterhin wie Partner, Kinder, Geschwister oder

Eltern verhalten und im Zusammenleben mit Ihnen ihren Rollen entsprechende Wünsche und Ansprüche anmelden, auch wenn Sie unter Ängsten leiden.

MERKE **Je »normaler« sich Ihre Angehörigen Ihnen gegenüber verhalten, umso besser ist es für Sie.**

Das heißt: Es ist gut, wenn Ihr Partner oder Ihre Tochter auf der gewohnten Aufgabenteilung beharrt und Sie immer wieder ermutigt, sich Ihren Ängsten auszusetzen und aktiv zu bleiben. Die Alternative, von diesen Anforderungen ferngehalten zu werden, mag auf den ersten Blick entlastend wirken, birgt jedoch mittel- und langfristig für Sie und Ihre Angehörigen eine Reihe von negativen Aspekten. Niemand profitiert langfristig davon, wenn zum Beispiel ein Vater von Ehefrau und Kindern im Alltag nicht mehr als Vater und Ehemann, sondern als Patient wahrgenommen wird: Das Selbstbild und das Verantwortungserleben des Betroffenen werden dadurch beschädigt und seine Funktion in der Familie muss von anderen übernommen werden oder entfällt. Für die nicht betroffenen Ehepartner kann dies den Verlust partnerschaftlichen Erlebens bedeuten, Kinder übernehmen Pflichten, die für ihr Lebensalter zu früh auf sie zukommen.

Allerdings ist es ratsam, mit der vielleicht schon hinzugezogenen Ärztin oder dem Psychotherapeuten gemeinsam zu besprechen, ob zum Beispiel eine depressive Episode wie in der Geschichte von Herrn F. oder eine andere psychische Erkrankung vorliegt. Dann ist es zwar genauso wichtig, soziale Kontakte und tägliche Aktivitäten nicht zu umgehen, gleichzeitig sollten Sie jedoch Überforderungen vermeiden und auf erreichbare Ziele achten, damit Sie möglichst viele Erfolgserlebnisse sammeln können. Dies ist für die Veränderung von depressivem Denken besonders wichtig. Auch wenn Ihre Geschichte eher der von Herrn G. oder Herrn K. gleicht, gilt: so wenig Rückzug von Alltagsaktivitäten und Kontakten wie möglich, aber Vorsicht vor Überforderung!

Bei einer Angsterkrankung im engeren Sinne können die Ermunterungen von Angehörigen bei Vermeidungsverhalten schon einmal etwas auffordernder sein. Freuen Sie sich dann, dass Ihre Angehörigen Sie unterstützen und Ihnen etwas zutrauen.

Trotzdem dürfen Sie natürlich die vielleicht auch mehrfach vorgebrachte Ermutigung, sich doch mal wieder zum Italiener um die Ecke zu trauen, ablehnen. Sie sollten dann aber auch akzeptieren, dass man mit anderen Familienmitgliedern oder mit Freunden dorthin geht, schließlich ist jeder für seine eigene Zufriedenheit verantwortlich.

Sollten Sie dieses Buch bis hierhin gelesen oder sich auch durchgebissen haben, so fühlen Sie sich jetzt hoffentlich über Ängste besser informiert als zuvor und haben auch eine Idee davon, wie Sie Ihre Ängste einschätzen können. Sie wissen nun: Hilfe ist möglich und erreichbar, egal, welche Ängste sie plagen.

Nicht jeder Mensch, der Angst hat, ist krank. Für die meisten Ängste, die Menschen längere Zeit beschäftigen, reicht es aus, sich mit Freunden und Familienangehörigen zu beraten. Sollte es Ihnen wichtig sein, eine zweite Meinung einzuholen, können Sie dies bei Beratungsstellen oder im Rahmen von Sprechstunden Ihrer Kirchengemeinde tun. Bei Ängsten bezogen auf die allgemeine Lebensführung, die Lebensgestaltung oder die Familie sind Sie hier meistens richtig. Die Kollegen dort können Ihnen bei Krisen in der Partnerschaft, in Erziehungsfragen oder im Gefolge von schweren körperlichen Erkrankungen bei Familienmitgliedern oft weiterhelfen.

Die Geschichten, die wir am Anfang dieses Buches erzählt haben, beschreiben dagegen mit der Ausnahme von Frau B. unterschiedliche Konstellationen bei krankheitswertigen Ängsten, die der professionellen Hilfe durch Ärzte oder Psychotherapeuten bedürfen.

Der Weg zum Psychiater oder Psychotherapeuten sollte nicht zu lange aufgeschoben werden, denn sonst wird Zeit vergeudet, in der man Ihnen schon weiterhelfen könnte.

Die größte Gefahr bei dem Versuch, Ihre Ängste zu bewältigen, besteht darin, dass Sie Ihre Erfolge nicht anerkennen: Wenn Sie es schaffen, endlich das gefürchtete Gespräch über die Wahrnehmung Ihrer Angehörigen zu führen, den Arzt zu besuchen oder einen ersten Termin bei einem Psychotherapeuten zu machen, wenn Sie das erste Mal seit drei Wochen wieder Auto fahren, den Einkauf ohne Ihren Mann erledigen oder sich beim Kinobesuch mit Freunden nicht an den Rand setzen, um das Kino jederzeit wieder verlassen zu können: Erkennen Sie Ihre Leistung an!

Und wenn hundert Menschen in Ihrer Umgebung mit der Benutzung der Straßenbahn kein Problem haben, sich ohne Schwierigkeiten einem Hund nähern oder Blut abnehmen lassen: Für Sie ist es ein Problem und wenn Sie dieses Problem angehen, dann erbringen Sie eine Leistung, die wertvoll ist.

TIPP **Erkennen Sie Ihre Leistung an und belohnen Sie sich!**

Sie denken vielleicht, dies sei lächerlich, und erinnern sich an das Schlagwort »Eigenlob stinkt« aus dem Munde meist älterer Familienangehöriger. Doch das Höflichkeitsgebot, sich in Gegenwart von anderen nicht in den Vordergrund zu spielen, heißt nicht, dass man seine eigenen Erfolge permanent kleinreden oder mit anderen vergleichen muss. Sätze wie »Für meine Freundin ist das kein Problem« sind Motivationstöter. Werten Sie Ihre Leistungen nicht ab. Es ist wichtig, sich zu belohnen und auf positiven Erfahrungen aufzubauen.

Bleibt noch die Frage, wie das geht, mit dem »sich belohnen«. Vielleicht fällt Ihnen zunächst gar nicht ein, womit Sie sich denn belohnen könnten. Doch hier können Sie sich aus der ganzen Fülle Ihrer Interessen und Wohlfühl-Garanten bedienen: von einer genussvollen Tasse Kaffee oder Tee, vielleicht mit einem Stück Schokolade, dem Kauf eines kleinen Straußes in Ihrem Lieblingsblumenladen bis hin zum lange verschobenen Saunabesuch mit einer Freundin sind Ihrer Fantasie keine Grenzen gesetzt. Schenken Sie sich ganz bewusst einen besonderen Moment und verweilen Sie bei dem Erreichten. Gehen Sie nicht sofort zur nächsten anstehenden Aufgabe über, sondern kosten Sie Ihren Erfolg ein bisschen aus. Das schafft Kraft für alles Weitere und schenkt Zuversicht.

Wenn Sie sich bei Prognosen wie »Beim nächsten Mal werde ich die Straßenbahnfahrt bestimmt nicht überstehen« ertappen, versuchen Sie diesen Satz: »Wenn mir das Straßenbahnfahren heute gelungen ist, dann ist das prima und die Wahrscheinlichkeit, dass mir das morgen, beim nächsten Übungsdurchgang, auch gelingt, ist hoch.« Sprechen Sie für sich selbst eine positive Vorhersage aus: so wie beim Wetter; nur dass es hier nicht um 80 % Sonnenwahrscheinlichkeit geht, sondern um 80 % Erfolgswahrscheinlichkeit!

Wo können Sie Hilfe bekommen?

Für Rat und Tat in Sachen »Angst« stehen Ihnen sehr unterschiedliche Anlaufstellen als erste Gesprächspartner zur Verfügung. Sollte eine kirchliche oder städtische Beratungsstelle Ihrem Gefühl näher sein, so finden Sie entsprechende Anlaufstellen in den örtlichen Telefonbüchern. In vielen Städten und Gemeinden liegt auf Bürgerämtern ein Wegweiser mit Adressen von Beratungsstellen und Selbsthilfegruppen aus.

Eine erste Orientierung bietet auch das Internet, beispielsweise über die Seite der Deutschen Angst-Selbsthilfe (DASH): www.panik-attacken.de. Für den Fall, dass Sie den Besuch bei Ihrem Hausarzt vorziehen, wissen Sie sicher, wie Sie diesen erreichen können. Sollten Sie neben Ihrer Angst außerdem unter einer Fülle verschiedener körperlicher Beschwerden leiden, so sollten Sie Ihrem Hausarzt bei der Empfehlung von Zusatzuntersuchungen folgen – auch, wenn dieser weitere Vorstellungen bei anderen Fachärzten nicht für sinnvoll erachtet. Der Hausarzt kann Ihnen dann auch eine Überweisung zur Fachärztin für Psychiatrie ausstellen oder eine Behandlung bei einem psychologischen Psychotherapeuten empfehlen. Entsprechende Adressen und Telefonnummern können Sie meist beim Sprechstundenpersonal erfragen. Vielfach wird Ihnen auf Nachfrage auch eine Liste der entsprechenden Therapeuten in Ihrer Region ausgehändigt. Eine solche Liste können Sie in den meisten Fällen auch bei Ihrer Krankenkasse oder bei der für Ihren Wohnort zuständigen Kassenärztlichen Vereinigung erhalten. Sowohl die Zentralstelle der Kassenärztlichen Vereinigungen wie der Bund deutscher Psychologen bieten auch einen Online-Suchdienst an (s. Anhang).

Alle Ansprechpartner werden Ihnen auch dann weiterhelfen, wenn Sie nicht direkt die »richtige« Hilfe finden, denn sie sind darin geübt, Beschwerden zu ordnen und gegebenenfalls an die passende Stelle zu verweisen.

Vielleicht nutzen Sie zur Vorbereitung auf Ihren ersten Konsultationstermin einfach die Angst-Checkliste (S. 63) und das Wochenprotokoll (S. 73). Niemand wird es Ihnen verübeln, wenn Sie mit einem Notizzettel erscheinen – im Gegenteil: Vermutlich wird man sich über Ihre strukturierten Informationen freuen und sie dankbar entgegennehmen.

Literatur

Bäuml, J.: Psychosen aus dem schizophrenen Formenkreis. Ein Ratgeber für Patienten und Angehörige. Berlin: Springer, 2008; 2., aktualisierte und erweiterte Auflage.

Schon lange bekannter und eingeführter Ratgeber, der von vielen professionellen Helfern empfohlen wird.

Greve, N.; Osterfeld, M.; Diekmann, B.: Umgang mit Psychopharmaka. Ein Patientenratgeber. Bonn: BALANCE buch + medien, 2007.

Gut verständlicher Ratgeber mit detaillierten Informationen zu den wichtigsten Medikamenten.

Hautzinger, M.: Ratgeber Depression. Göttingen: Hogrefe, 2006.

Von einem der bekanntesten Verhaltenstherapeuten Deutschlands verfasster Ratgeber.

Langbein, K.; Martin, H. P.; Weiss, H.: Bittere Pillen. Köln: Kiepenheuer & Witsch, 2005.

An sich sinnvolles, laienverständliches Nachschlagewerk über den Effekt und die Nützlichkeit von Medikamenten. Leider im Bereich der Behandlung von Angsterkrankungen nicht ganz aktuell.

Leidig, S.; Glomp, I.: Nur keine Panik. München: Kösel, 2003.

Gut verständlicher Ratgeber, der viele Übungen und Anleitungen enthält und sich in den Behandlungsmethoden vor allem mit verschiedenen Formen der Verhaltenstherapie bei Ängsten beschäftigt.

Möller, H.-J.; Laux, G.; Kapfhammer, H.-P.: Psychiatrie und Psychotherapie. Berlin: Springer, 2000.
Standardwerk zur Psychiatrie und Psychotherapie für Profis.
Niklewski, G.; Nordmann, H.: Demenz – Hilfe für Angehörige und Betroffene. Düsseldorf: Stiftung Warentest, 2006.
Einer der wenigen Ratgeber im Bereich Demenzerkrankungen, der sich explizit auch an die Betroffenen wendet.
Wolfersdorf, M.: Depression – Die Krankheit bewältigen. Bonn: BALANCE buch + medien, 2008.
Einfühlsamer Ratgeber mit anschaulichen Beispielen. Ein zentrales Anliegen ist das Verstehen des Erlebens depressiv Erkrankter.
Wilms, H.-U.; Wittmund, B.; Mory, C.: Ein bisschen Angst hat schließlich jeder ... Dortmund: borgmann, 2004.
In der Praxis der Leipziger Spezialsprechstunde für Panikerkrankungen und Phobien entstanden und mit Kommentaren von betroffenen Patienten versehen. Es stehen die Angsterkrankungen im Vordergrund und nicht Angstsymptome bei anderen psychischen Erkrankungen.

Selbsthilfe und Information im Internet

www.panik-attacken.de
Seite der Selbsthilfevereinigung Deutsche Angst-Selbsthilfe (DASH) mit vielen hilfreichen Informationen und Hinweisen zu einer speziellen Zeitschrift, die sich mit Angsterkrankungen beschäftigt (DAZ).

www.phobieinfo.de
Informationen zu spezifischen Phobien.

www.panikinfo.de

Informationen und Therapiemöglichkeiten bei Panikstörungen und Agoraphobie durch das Therapiezentrum Münster.

www.depression-diskussion.de

Austauschmöglichkeiten für Angehörige und Betroffene mit Tipps zu Medikamenten, Therapiezentren u. a.

www.verhaltenstherapie.at

Österreichische Seite des dortigen Arbeitskreises Verhaltenstherapie mit vielen Erläuterungen zu Beschwerdebildern und Therapiemöglichkeiten u. a. bei unterschiedlichen Angsterkrankungen inklusive der Posttraumatischen Belastungsstörung.

www.altern-in-wuerde.de

Informationen zum Thema Gedächtnisstörungen und Demenz für Betroffene und Angehörige.

www.selbsthilfeschizophrenie.de

Internet Forum für Angehörige und Patienten mit einer Fülle von Informationen über weitere Internetseiten zum Thema Psychosen aus dem schizophrenen Formenkreis.

Psychotherapeutensuche

www.kvb.de/servlet/PB/menu/-1_ePRJ-EXTRANET-ANWENDUNG_parztsuche/index.html

Seite der Kassenärztlichen Bundesvereinigung mit einer Suchfunktion für Ärzte und Psychologische Psychotherapeuten in Ihrer Nähe.

www.psychotherapiesuche.de

Seite des Berufsverbandes deutscher Psychologischer Psychotherapeuten, über die Sie neben einer Therapeutensuche auch eine Telefonberatung in Anspruch nehmen können.